DES

GROSSESSES PROLONGÉES

DES

GROSSESSES PROLONGÉES

PAR

F.-Adrien SCHMIT,

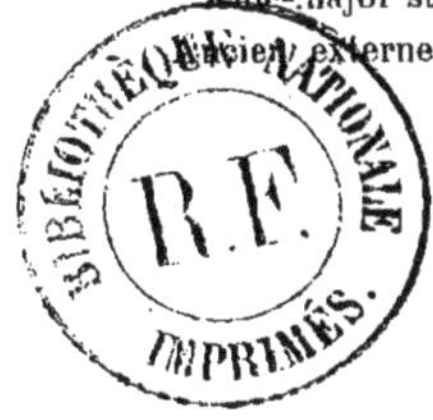

Docteur en médecine de la Faculté de Paris,
Aide-major stagiaire au Val-de-Grâce,
Ancien externe des hôpitaux de Nancy.

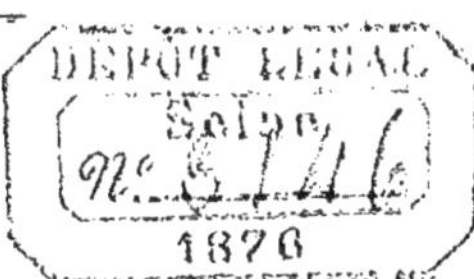

PARIS

V. ADRIEN DELAHAYE ET C°, LIBRAIRES-ÉDITEURS

PLACE DE L'ÉCOLE-DE-MÉDECINE.

—

1876

DES

GROSSESSES PROLONGÉES

> « Nunquam fere magis periclitatur fama
> medici, quam ubi agitur de graviditate de
> terminanda.   (Op.. Van Swieten.)

INTRODUCTION.

En choisissant, comme thèse inaugurale, l'étude de ce qu'on a appelé grossesse prolongée, je n'ai pas eu l'ambition de faire un travail complètement original ; car d'autres, avant moi, certes plus autorisés en cette matière, ont donné leur avis sur cette question si controversée, et si difficile à juger.

Mon but aujourd'hui a été plus modeste ; je n'ai pas d'autre prétention que de remplir de mon mieux le rôle de la laborieuse abeille qui va de fleur en fleur puiser et choisir des matériaux précieux. Trop heureux si le succès vient répondre aux nombreux efforts que je me suis imposés !

Avant d'aborder la division que j'ai donnée à mon sujet, qu'il me soit permis de témoigner publiquement toute ma reconnaissance à M. le professeur Depaul pour les précieux enseignements que j'ai puisés à ses savantes leçons. Que M. le Dr Pinard, chef de la Clinique d'accouchements, reçoive aussi tous mes remercîments pour les obligeants conseils qu'il n'a cessé de me prodiguer durant mon séjour à la clinique obstétricale.

L'étude de mon sujet comprend quatre chapitres :

1) Dans le premier, je fais l'historique de la question ; je rapporte toutes les opinions émises, et je cherche à fixer le terme normal de la grossesse ;

2) Dans le second, j'étudie la grossesse prolongée, et j'en détermine les caractères ;

3) Après avoir divisé en deux séries les observations publiées, comme des cas de grossesse prolongée, j'analyse et critique, dans mon troisième chapitre, celles que j'ai rangées dans la première série ;

4) Mon quatrième chapitre est consacré à l'appréciation critique de la seconde série d'observations, et à une observation personnelle que j'ai recueillie dans le service de mon maître, M. le professeur Depaul.

Enfin, je résume mon travail dans les conclusions que j'ai su tirer des faits que j'ai analysés.

Ayant appris à connaître toutes les difficultés de mon sujet, je ne me dissimule pas toutes les imperfections que doivent contenir les quelques pages que je soumets aujourd'hui à l'appréciation de mes juges ; aussi, je réclame pour elles toute leur bienveillance et toute leur indulgence.

CHAPITRE PREMIER.

HISTORIQUE DE LA QUESTION. OPINIONS DES AUTEURS. DURÉE NORMALE DE LA GROSSESSE.

La question de la rétention du fœtus dans l'utérus après le terme normal de la grossesse, préoccupa déjà les auteurs les plus anciens. Hippocrate l'avait étudiée, puisqu'il déclare que le fœtus naît le dixième mois, qui est le terme le plus long de la grossesse.

L'homme, dit Aristote, naît à sept, huit, neuf et dix mois ; ce dernier temps est le plus ordinaire ; quelquefois, cependant, la grossesse dure jusqu'au onzième mois. Pline l'Ancien allait même plus loin; il admettait que la gestation pouvait durer une année entière.

Nous voyons donc déjà, dès la plus haute antiquité, des opinions différentes sur le terme de la grossesse; ces opinions subsistèrent jusqu'au moment où parut le livre de Zacchias, qui réfuta solidement les arguments qui avaient fait passer pour un axiôme l'opinion d'Aristote, qui assignait à la grossesse une durée excessivement variable.

Au milieu du XVIe siècle, Fabrot publia un mémoire sur le temps de la naissance, et sentit combien il serait utile qu'on eût des connaissances positives sur une matière où il s'agit, dit-il, non-seulement de révéler ce qui se passe dans les secrets de la nature, mais aussi de l'intérêt public. Comme Zacchias, il donne à la grossesse une durée fixe.

Dionis, dans son Traité d'accouchements, dit que le terme de la grossesse est neuf mois accomplis, que ce terme est très-positif, et que les femmes qui prétendent avoir porté plus ou moins longtemps après ce terme, ont souvent leurs raisons, et que le chirurgien ne doit point les croire sur parole.

Rœderer, dans ses écrits, formule la même opinion. Un peu plus tard, Boerrhaave, en traitant ce même sujet, dans ses « Institutions de médecine, » déclare que l'enfant reste neuf mois dans le ventre de sa mère. Son commentateur, Haller, s'exprime en ces termes, à propos des naissances tardives : « Seriores ego puto, neque nunquam [admittendos, « nisi manifestissima ratio adsit retardationis in aliqua chro- « niqua matris ægretudine. »

Pour cet auteur, les grossesses tardives n'existent pas, à moins d'un état pathologique quelconque résultant de la mère.

Le terme de neuf mois, n'est pas assuré, dit Lamotte, mais celui qu'on observe le plus souvent.

Smellie ne pense pas du tout comme l'auteur que je viens de citer ; il rapporte qu'il a connu beaucoup de femmes qui, selon leur calcul, ont dépassé le terme normal, mais il a toujours supposé qu'elles s'étaient trompées dans leur calcul.

Cette question de la durée de la grossesse et des grossesses prolongées, déjà bien controversée, comme l'on a pu juger par ce que je viens de rapporter, serait sans doute restée toujours plongée dans un oubli profond, si un incident, devenu mémorable, n'était venu lui assigner, par la discussion qu'il souleva, une place importante dans la science,

En 1763, le Parlement de Rennes fut saisi du procès suivant : Une femme était accouchée trois cent vingt jours après la mort de son mari, l'enfant était-il légitime ou non ? En cette circonstance embarrassante, les juges demandèrent l'avis du célebre Louis, qui déclara qu'il était impossible d'admettre une grossesse aussi longue ; c'est alors que parut ce magnifique mémoire contre les naissances tardives.

Les lois de la nature, sur le terme de la naissance, dit Louis, sont constantes et immuables. Tous les naturalistes, depuis Aristote, conviennent de cette vérité à l'égard des animaux..... Il doit pareillement y avoir un terme fixe pour la naissance d'un enfant.

Ce mémoire donna lieu à bien des contestations. Petit et Lebas combattirent violemment ses conclusions, et il s'engagea alors une vive polémique ou plutôt une lutte ardente à laquelle une dizaine d'auteurs ont pris part sans aucun profit pour la science.

Pour résoudre ce problème difficile, que la discussion rendait tous les jours plus intéressant, il n'y avait évidemment qu'un moyen, c'était de fixer la durée précise de la grossesse. La recherche de cette inconnue, devait, comme on le prévoit, offrir de sérieuses difficultés ; car le moment de la conception, sauf de très-rares exceptions, est impossible à trouver

Comme la physiologie humaine ne semblait pas donner les

indications nécessaires pour arriver à la vérité, l'on eut re-cours à un autre mode d'investigations. On interrogea la nature, et l'on eut l'idée de comparer la durée de la gestation chez les animaux à celle de la gestation humaine et de voir quels résultats l'on pourrait obtenir de cette étude.

En 1777, après des expériences nombreuses, Willer montra que l'éclosion des œufs de poulets variait entre dix-huit et vingt-cinq jours.

Tessier, suivant la voie que lui avait tracée Willer, com-muniqua, en 1819, à l'Académie des sciences, le fruit de ses savantes observations. Il trouva que le terme auquel les vaches font leur veau peut varier de deux cent quarante-sept à deux cent quatre-vingt-dix jours. Chez les juments, il trouva aussi une différence de quatre-vingt-trois jours entre les deux termes extrêmes.

Frappés de ces résultats, Merriman et Murphy imitèrent l'exemple de Tessier. Sur 114 observations de grossesse à terme, pour lesquelles l'accouchement a eu lieu du 274ᵉ au 280ᵉ jour, Merriman obtint une différence de 75 jours entre la grossesse la plus longue et la grossesse la plus courte. Murphy recueillit 108 cas et arriva aux mêmes résultats.

En 1829, Velpeau fit paraître, dans la *Bibliothèque médicale*, un mémoire contre le faux travail de l'enfantement et eut l'occasion de parler quelque peu des naissances pré-tendues tardives. Voici comment il s'exprime à ce propos : « Il est malheureux que les preuves rapportées par les pra-ticiens et les observateurs, quoique très-fortes, ne soient pas mathématiques, ou de nature à entraîner une conviction en-tière. »

Les observations de Merriman et de Tessier n'avaient pas convaincu le monde scientifique ; aussi, M. Devilliers, défen-seur hardi de la théorie Petit et Lebas, crut devoir continuer les expériences de Merriman et Murphy, pour voir s'il pour-rait en tirer des preuves plus concluantes en faveur des grossesses prolongées. Il étudia 118 observations de grossesse, et trouva que le plus grand nombre d'accouchements s'était effectué entre le 270e et le 280e jour, puis entre le 280e et le 290e jour après la dernière apparition des règles. Tout en admettant les accouchements tardifs, il reconnaît cependant qu'ils sont beaucoup moins nombreux que les accouchements prématurés.

M. Devilliers poussa ses recherches plus loin que ses devanciers, et chercha à expliquer ces variations que l'on observait dans la durée de la grossesse. Nous ne pouvons nous empêcher de rapporter ici la théorie claire et séduisante à laquelle il s'est rallié. Cet auteur pense, que ,selon la loi générale, l'utérus et l'œuf doivent subir pendant la gestation, une nutrition et une évolution graduelles et proportionnelles. Si l'équilibre est rompu au profit de l'utérus, le fœtus sera expulsé prématurément ; si, au contraire, le fœtus s'étant développé régulièrement, l'utérus ne l'a pas suivi dans son développement, au terme de la gestation, cet utérus ne sera pas encore assez mûr et assez excitable pour expulser le fœtus ; cet acte sera par conséquent retardé, et l'enfant aura un volume qui dépassera les limites ordinaires. Si l'utérus et l'œuf ont subi tous les deux le même ralentissement dans leur évolution, le terme de maturité de la grossesse sera forcément reculé ; l'accouchement sera tardif, et dans ce cas, le fœtus n'offrira que le volume qu'il offre généralement au terme régulier.

Reid, en 1850 publie (dans *The Lancet*) 500 observations personnelles, et arrive aux mêmes résultats que Merriman, à savoir que le plus grand nombre des femmes accouche du 274e au 280e jour après les dernières règles.

Simpson, dans ses leçons de clinique obstétricale, ne donne pas d'observations personnelles, mais il recueille celles qui appartiennent à Merriman, Murphy, Reid, et obtient un tableau de 782 cas. D'après ce tableau, on voit que la durée normale de la grossesse serait comprise entre 274 et 280 jours. Simpson accepte avant tout la variation dans la durée de la gestation, disant des accoucheurs qui soutiennent que la gestation humaine est fixe : « Pas un n'a démontré pourquoi elle serait ainsi fixe et invariable. » Il appuie son opinion sur ce que, chez les animaux, la période de gestation est variable, ainsi que le démontrent les résultats obtenus par Tessier en France, et Spencer en Angleterre.

athœus Duncan, en Ecosse, recommande, dans un travail plus récent que le précédent, et d'après une statistique portant sur 151 cas, de compter 278 jours après la dernière époque menstruelle.

Hecker, professeur d'accouchements à l'Université de Munich, trouva que, dans 109 cas soumis à son observation, l'accouchement eut lieu dans la trente-neuvième semaine, c'est-à-dire 267 à 273 jours, et la différence entre les durées fut de 62 jours.

Veit, qui examina 939 femmes, trouve que le plus grand nombre d'accouchements eut lieu dans la quarantième semaine, c'est-à-dire du 274e au 280e jour, et la différence obtenue par cet observateur est de 78 jours. Il se rapproche donc du chiffre donné par Simpson.

Ahfeld de Leipsick, en comptant à partir du septième ou huitième jour après le commencement de la menstruation, qu'il considère comme l'époque de la conception, et en ajoutant 271 jours obtient, selon lui, le jour de l'accouchement.

En France, Berthold (Acad. méd., 1844) voulut établir une relation entre la durée de la grossesse et les périodes menstruelles; d'après, lui la grossesse serait arrivée à terme lorsque les règles se seraient manifestées 10 fois, s'il n'y avait eu grossesse, c'est-à-dire vers le 280e jour, en supposant que les règles soient venues tous les vingt-huit jours

Mattei, dans son mémoire lu à l'Académie de médecine, en 1863, pose les conclusions suivantes, qui nous intéressent :

1° La grossesse dans l'espèce humaine a une durée moyenne qui constitue la règle ou loi de nature, et des extrêmes qui constituent les exceptions et donnent les naissance hâtives ou tadives.

2° Le chiffre de 280 jours, fixé par Hippocrate, comme limite extrême, n'est pas exact, il peut être dépassé.

3° Le chiffre de 9 neuf mois solaires ou 290 jours, quoique plus rapproché de la moyenne, est un peu trop élevé.

4° Mon observation personnelle m'autorise à dire que la moyenne de la grossesse est d'environ 285 jours chez la femme,

5° Le jour de la fécondation étant ordinairement inconnu, on peut dater cette fécondation depuis la dernière apparition des règles, et la durée de la grossesse d'après le nombre des menstruations qui manquent.

6° Le moment le plus habituel de l'arrivée de l'accouche-ment, et qu'on peut indiquer d'avance, est la neuvième époque cataméniale après la fécondation. On peut compter une époque tous les trente jours ou par mois solaire, quand même les règles ne suivraient pas cette période à l'état de vacuité cnez le sujet qu'on observe.

7° Les exceptions à cette règle existent ; elles peuvent dépendre de l'époque tardive de la fécondation, du développement partiel ou défaut de séparation d'un segment inférieur de l'utérus ou du col, mais, par l'examen direct des parties, on peut connaître d'avance ces exceptions.

Ainsi, pour Mattei, la grossesse dure 285 jours, et celles qui vont au-delà de ce terme constituent les naissances tardives.

Dubois, dans son article du Dictionnaire en 30 volumes, dit que a durée totale de la [grossesse est de 270 jours ou neuf mois solaires. Cependant, ajoute-t-il, des observations bien constatées démontrent que sa durée peut être moindre de neuf mois ou se prolonger au-delà de ce terme.

Telles sont aussi les opinions de Capuron et de Moreau. Ce dernier, pour sa part, admet parfaitement la prolongation de la grossesse, et cite, à l'appui de son opinion, une observation que nous reproduisons dans notre thèse.

Joulin, dans son livre d'accouchements, recule les limites de l'accouchement normal jusqu'au 295e jour. Mais ce terme passé, il n'hésite pas à déclarer la grossesse prolongée. Pour lui, elle n'est qu'un phénomène physiologique qui se distingue des gestations ordinaires par une durée plus grande.

L'accouchement à terme, selon Nægelé, se fait aux environs de la quarantième semaine. Cet auteur réserve le nom d'accouchements tardifs à ceux qui ont lieu au-delà de la quarantième semaine, c'est-à-dire dans la quarante-unième ou quarante-deuxième semaine. Il est extrêmement probable, dit-il, à ce sujet, que, dans la grande majorité des cas prétendus de grossesse prolongée au-delà de la quarante-deuxième semaine, il y a eu des erreurs d'observation. L'illustre accoucheur allemand n'est pas, comme on le voit, aussi prononcé dans son opinion, et il émet tous les doutes au sujet de l'existence des grossesses prolongées.

Cazeaux, dans son Traité d'accouchements, n'hésite pas à déclarer naissances tardives toutes celles qui ont lieu après le 270e ou 280e jour.

M. le Dr Feltz, aujourd'hui professeur à la Faculté de médecine de Nancy, cite dans sa thèse de doctorat, un certain nombre d'observations, regardées par lui comme des cas de grossesses prolongées, et adopte les conclusions suivantes :

1° Les naissances tardives ne peuvent être révoquées en doute, la grossesse peut même se prolonger au-delà du 300e jour.

2° La grossesse prolongée a pour résultat l'excès du développement du fœtus, l'ossification plus avancée du crâne; le raisonnement et l'expérience le démontrent.

3° L'excès de développement du fœtus est une cause de dystoçie.

M. le professeur Stoltz, dans son article *grossesse*, du Dictionnaire de médecine et de chirurgie, ne semble nullement ratifier les conclusions si tranchées de son élève : « La grossesse, dit-il, est une fonction dont l'exercice est en quelque sorte mystérieux, et, pour cette raison, difficile à constater. C'est un des problèmes de diagnostic les plus difficiles à résoudre pour le praticien..... »

..... Il ne suffit pas d'avoir constaté l'existence de la grossesse, il faut en déterminer la durée. Peu de femmes peuvent indiquer le jour où elles ont conçu ; cependant, il en est qui se sont trouvées dans des çirconstances telles qu'elles n'ont pas pu se tromper, ou qui ont éprouvé des sensations au moment suprême, ou immédiatement après, qui ne leur laissent aucun doute sur leur état ; rien n'est alors plus facile de dire à quelle époque elles accoucheront. Le plus souvent, cependant, l'on ne peut se fier à ces déclarations, et il vaut mieux se rattacher à d'autres points de départ.

Les exemples qu'on a voulu prendre chez les animaux, continue le célèbre accoucheur de Nancy, ne peuvent nullement s'appliquer à l'espèce humaine. Il résulte des observations faites sur l'espèce humaine que la grossesse ne peut se prolonger au-delà de quinze jours, quelles que soient les circonstances qui la fassent durer au-delà du terme ordinaire. Mais il ne faut pas compter les jours du travail d'expulsion, lequel dure, quatre, cinq et six jours, ou les empêchements mécaniques de la naissance définitive. Il faut faire part de cette autre circonstance de retard, la mort du fœtus, qui favorise la rétention du fruit de la conception pendant quelque temps, mais jamais pendant la durée que lui assignaient les anciens, et que quelques modernes semblent encore accepter. Le terme de 300 jours, fixé par la loi française, dépasse l'extrême limite.

Sans fixer de date précise pour la durée de la grossesse. M Stoltz nie d'une façon absolue les grossesses prolongées ne dépendant pas d'obstacle mécanique à l'accouchement.

Casper, professeur à l'Université de Berlin, rejette aussi complètement ce genre de grossesse, et ajoute qu'on ne peut croire les récits attribués à Klein et à Fodéré relatifs à la prolongation de la grossesse de leur propre femme.

M. le professeur Depaul, dans ses leçons cliniques, parle aussi de la difficulté qu'éprouve l'accoucheur à préciser l'époque de la conception, difficulté qui rend pénible la recherche de la durée de la grossesse. Cependant ayant eu 30 cas dans lesquels il a pu obtenir une date certaine sur e début de la grossesse, il a toujours vu l'accouchement se produire du 265ᵉ au 270ᵉ jour.

Comme M. Stoltz, il n'a jamais vu ce terme dépassé que lorsqu'un obstacle matériel existait et s'opposait à la réalisation des vœux de la nature ; et dans ces cas, celle-ci ne manquait pas d'affirmer ses droits en mettant en jeu la contractilité utérine à l'époque voulue (pages 100,101).

Tout récemment, en décembre 1875, notre ami, M. le Dʳ Gaston, dans une thèse brillante, soutenue à la Faculté de Paris, reposant sur 80 observations personnelles, recueillies avec soin à la clinique d'accouchements et soigneusement analysées, est arrivé aux conclusions suivantes :

1° La grossesse n'a pas une durée qui soit la même pour tous les cas ; le plus habituellement elle dure de 267 à 274 jours.

2° La multiparité paraît entraîner une plus grande durée de la période de gestation.

Tel est aujourd'hui l'état de la question que nous nous proposons d'examiner à notre tour. En récapitulant les résultats divers obtenus par les auteurs qui ont écrit sur la durée de la grossesse, nous voyons qu'il est impossible de déterminer, d'une façon précise l'époque de l'accouchement. A quoi donc attribuer cette différence de résultats et cette impossibilité d'une détermination exacte du terme normal de la grossesse? Nous en trouverons la meilleure raison dans l'incertitude des points de repère qui servent généralement dans cette étude. Toutes les observations que l'on a prises pour calculer la durée de la grossesse pèchent en effet par leur base, c'est-à-dire que presque jamais on n'a pu connaître le début exact de la gestation.

Si le terme de la grossesse ne pouvait être délimité, la question des naissances tardives devait être évidemment controversée. Nous avons vu, dans cette revue historique que nous avons faite, combien étaient différentes les opinions émises sur ce sujet. Niées par les uns, admises par les autres, les grossesses prolongées furent l'objet de discussions sérieuses. Ce qui ressort cependant de notre étude, c'est que, autrefois brillamment soutenue par Petit, Moreau, Capuron, Dubois, aujourd'hui leur existence a trouvé moins de défenseurs. Les accoucheurs modernes les plus éminents, et les médecins légistes les plus éclairés, les rejettent complètement; les noms de Nægele, Stoltz, Depaul, Casper font, je crois, autorité en cette matière.

Sans donc trop nous préoccuper des idées qui ont été soutenues sur cette question, tout en ayant pour elles le respect qui s'attache aux noms de ceux qui en ont été les défenseurs, cherchons par l'analyse critique que nous allons faire des observations qui ont été publiées comme des cas de grossesse prolongée, et qui ont servi de base aux jugements qui ont été portés, à tirer les conclusions que nous croirons les plus légitimes.

Avant de commencer cette analyse, et pour nous tracer en quelque sorte la voie que nous devons suivre dans notre appréciation critique, définissons, s'il est possible, la grossesse prolongée, telle que nous l'entendons, et assignons-lui certains caractères qui, selon nous, sont indispensables pour qu'elle puisse être dite prolongée.

CHAPITRE II

QU'EST-CE QU'UNE GROSSESSE PROLONGÉE ? — SES CARACTÈRES.

Nous comprenons, sous le nom de grossesse prolongée, celle qui s'étend au delà du terme normal de la grossesse ordinaire.

Pour qu'il soit permis de déclarer avec certitude et raison une grossesse prolongée, plusieurs conditions sont nécessaires :

1° Il faut que la date de la conception soit exactement connue ;

2° Que, en supposant cette date connue, la gestation dépasse le terme qu'on est convenu de regarder comme normal ;

3° Qu'il n'y ait du côté de la mère, c'est-à-dire dans le bassin, dans les parties molles, ou dans la marche du travail, aucune cause de dystocie ;

4° Qu'il n'y ait, du côté du fœtus, aucune cause de dystocie résultant de son volume ou de sa position ;

5° Que le fœtus, en naissant, ait, proportionnellement à la durée de son séjour intra-utérin, un poids, des dimensions et un degré de développement dépassant le poids, les dimensions et le développement d'un fœtus ordinaire à terme.

Reprenons, une à une, ces différentes conditions que nous exigeons pour légitimer la grossesse prolongée, et montrons que, si elles ne sont pas réunies complètement, elles peuvent donner lieu à des erreurs considérables dans l'évaluation et l'interprétation de la durée de la grossesse :

1° J'ai dit, en premier lieu, que la date de la conception devait être parfaitement connue ;

En effet, l'on n'ignore pas qu'il s'écoule entre la dernière époque menstruelle, et celle où la femme ne voit plus revenir ses règles, un espace de 1 à 30 jours, durant lequel la femme peut être fécondée si elle a des coïts. Voilà donc une première source d'erreurs, qui pourra faire supposer à la grossesse que l'on observe une durée plus longue, variant de 1 à 30 jours. Quelle est la femme, en effet, qui, ayant eu des rapports pendant tout un mois avec son mari, peut, si elle est devenue enceinte, préciser celui des coïts qui l'a fécondée ? Je sais bien que quelques femmes devenues mères, Madame Boivin, par exemple, prétendaient distinguer, par certaines sensations voluptueuses, le coït fécondant de celui qui ne l'est pas. Mais, doit-on ajouter complètement foi à toutes ces assertions féminines, et toutes les femmes ont-elles en cette matière l'expérience de Madame Boivin ?

Que de fois aussi n'a-t-on pas pris pour des symptômes de grossesse, et même n'a-t-on pas affirmé des grossesses de plusieurs mois, là où il ne s'agissait que de chloro-anémie, ou d'un état nerveux variable, ou de causes diverses n'ayant aucun rapport avec la gestation ! Tout le monde connaît les exemples rapportés par les auteurs où des médecins, d'une expérience consommée, se sont trompés en voulant fixer le début de la grossesse ; et tous les jours la pratique médicale confirme la vérité des paroles de Van Swieten : « Nunquam ferè magis fama medici periclitatur, quam ubi de graviditate determinandâ agitur. »

L'on me dira, sans doute, que, si la cessation de l'époque menstruelle et l'apparition des phénomènes sympathiques, qu'on rencontre habituellement au commencement de la gestation, ne prouvent rien, la perception par la mère des mouvements du fœtus de la dix-huitième à la vingtième semaine, donne des renseignements assez certains sur le terme de la grossesse ?

En majeure partie, cela est vrai ; mais je ferai remarquer, toutefois, qu'on s'expose encore là à une erreur de 1 à 14 jours ; ensuite, doit-on croire toujours les femmes qui prétendent avoir senti remuer ?

Je ne crois pas mieux pouvoir répondre à cette question qu'en reproduisant ici les quelques lignes écrites, à ce propos, par un accoucheur illustre : « Il faut, en général, bien se garder de prendre comme un signe certain de grossesse l'assertion d'une femme qui déclare sentir des mouvements ; car l'expérience démontre que des femmes qui désirent être enceintes, surtout quand elles ne l'ont jamais été, ou qu'il s'est écoulé un temps assez long depuis leur dernière grossesse, se laissent induire en erreur avec une facilité extraordinaire, par des flatuosités intestinales, des spasmes, des contractions spasmodiques des muscles de l'abdomen, des battements de l'aorte, des tumeurs abdominales, des hydatides, des hydropisies enkystées, etc., etc... N'est-il pas arrivé, même plus d'une fois, à des médecins expérimentés, de croire sentir les mouvements du fœtus chez des femmes qui n'étaient pas enceintes ?

Nous voyons donc, d'après ces quelques réflexions de Nægele, mûries par une expérience consommée, que l'on ne doit se prononcer qu'avec la plus grande circonspection, lorsqu'on n'a que ce signe à sa disposition.

2° Le second caractère que doit présenter la grossesse prolongée, c'est-à-dire une durée allant au delà du terme qu'on regarde comme normal, est certes le plus important, puisqu'il sert à la constituer et à la définir.

Mais si, dans presque tous les cas, il est impossible de fixer l'époque précise de la conception, et, par conséquent, le début de la gestation, comment pourra-t-on dire d'une manière certaine si la grossesse dépasse ou non le terme de normal ?

Les erreurs que nous avons signalées pour l'époque de la conception se retrouvent nécessairement pour la durée de la grossesse ; ce sera, d'une part, 1 à 28 ou 30 jours, temps qui s'écoule entre deux époques menstruelles, et, d'autre part, 1 à 14 jours, intervalle qui sépare la perception la plus précoce des mouvements du fœtus de la perception la plus tardive. En supposant un instant que ces deux erreurs s'ajoutent, et pour peu qu'on mette un peu de complaisance dans ses calculs, l'on trouvera à une grossesse, qui en réalité n'a que 270 à 280 jours, une durée de 310, 320 jours et même plus.

Admettons maintenant qu'une femme éprouve, à un moment donné, pour une cause ou une autre, tous les phénomènes sympathiques qui se rencontrent dans l'état de gestation (rétention des menstrues, malaise général, etc., etc.), cette femme se croira évidemment enceinte. Qu'elle devienne réellement enceinte 2 ou 3 mois plus tard, elle fera dater sa grossesse du début des premiers accidents, et non de ceux qu'elle éprouve depuis qu'elle a conçu. Sa grossesse dépassera donc pour elle le terme normal, et bien souvent le médecin, appelé auprès d'elle, ne se rappelant pas ces particularités, verra dans ce fait, ou plutôt pourra voir dans ce fait, qui n'a cependant rien d'irrégulier, une grossesse de dix, onze ou douze mois.

Les annales scientifiques relatent de pareilles méprises, c'est pourquoi je n'ai pas voulu les passer complètement sous silence.

3° J'arrive maintenant au troisième caractère que je réclame de la grossesse prolongée, c'est-à-dire qu'il n'y ait du côté du bassin ou des parties molles de la mère, ou dans la marche du travail, aucune cause de dystocie. Mal étudiés ou mal examinés ces éléments, dont le plus ou moins grand degré de perfection a une influence si marquée sur l'accouchement, peuvent aussi donner naissance à de fausses interprétations et à des erreurs qui conduisent fatalement à des conclusions illégitimes. En montrant brièvement les troubles divers et nombreux que chacun peut apporter dans la terminaison et la durée de la grossesse, je pense justifier amplement la nécessité que je crois exister, d'examiner le bassin et les voies génitales de la femme et de surveiller la marche du travail.

« Le bassin vicieux, a dit Stoltz, contribue à rendre l'accouchement trop prompt, ou bien il le rend impossible par les efforts de la nature. » Les accoucheurs anciens ignoraient à peu près la mogostocie pelvienne. J. Arantius au xvi° siècle est le premier qui, se fondant sur l'observation, ait indiqué l'étroitesse du bassin, comme la cause principale des difficultés de l'accouchement. Après lui, Lamotte, Dionis, Pujos, Smellie, Hull en Angleterre et Stein en Allemagne, firent connaître et apprécier l'influence du rétrécissement pelvien sur la durée du travail. De nos jours, les accoucheurs les plus éminents, Nægele, Stolz et Depaul se sont appliqués avec une prédilection particulière à cette étude et ont montré les retards dans l'accouchement dus à cette conformation vicieuse.

Quelquefois le bassin vicié peut permettre la terminaison naturelle de l'accouchement ; mais les choses ne se passent pas toujours ainsi ; lorsque la grossesse est à terme, l'accouchement ne peut pas se faire, la tête ne peut s'engager, et la contraction utérine ne suffit pas pour vaincre tous les obstacles accumulés. Le travail se prolonge, s'arrête quelque temps pour reprendre ensuite. L'action de la matrice se trouble d'abord, puis enfin se paralyse.

Cet état peut durer un certain temps jusqu'au moment où la nature affirme de nouveau ses droits ; le travail recommence ; et tandis que l'enfant succombe le plus souvent aux difficultés de l'accouchement, la mère les supporte parfois sans préjudice notable ; d'autres fois sans être accouchée, ou peu après l'accouchement elle succombe à son tour à l'inflammation des organes du bassin ou à une cause quelconque.

« Les anomalies des voies génitales et des parties avoisinantes, très-diverses dans leur nature, peuvent aussi opposer, dit le savant professeur de Heidelberg, des obstacles variés et quelquefois assez prononcés pour retarder et rendre impossible l'accouchement. Pour cette raison, et surtout parce qu'il est quelquefois très-difficile de les reconnaître, et parce qu'elles sont souvent méconnues, elles ne méritent pas moins l'attention de l'accoucheur que les vices de conformation du canal génital osseux (Nægele, Traité des accouchements).

Je ne parlerai pas ici de ces obstacles qui rendent l'accouchement laborieux et qu'une application de forceps ou tout autre moyen chirurgical ou thérapeutique fait disparaître, je rappellerai seulement ces causes de dystocie qui peuvent augmenter la durée de la grossesse de plusieurs mois, et qui ont plus particulièrement rapport, par conséquent, au sujet que je traite.

En premier lieu, je citerai les tumeurs fibreuses de l'utérus, et les tumeurs cancéreuses du col utérin. Ces deux genres de néoplasmes, tout en permettant quelquefois à l'accouchement de se faire naturellement, ainsi que cela est démontré par les statistiques d'Oldham, de Puchelt, de Mme Lachapelle et de M. Guéniot, le rendent parfois impossible, et produisent alors des grossesses s'étendant au delà du terme normal ; ainsi que le prouveront deux observations que nous rapportons dans le chapitre suivant de notre thèse.

Ne sait-on pas que certains états pathologiques résultant d'un état de débilité générale, d'une distention excessive de l'utérus, d'efforts d'expulsion prématurée, de métrorrhagies, de causes traumatiques peuvent diminuer et même supprimer l'action expulsive de l'utérus pendant un certain temps ?

Quelquefois aussi, vers la fin de la grossesse, il se déclare, à la suite d'une cause accidentelle quelconque, des coliques particulières, très-bien étudiées par Velpeau, dans son mémoire contre le faux travail de l'enfantement. Ces coliques, appelées fausses douleurs, *dolores vagi* de Deventer, simulent d'une façon frappante les contractions utérines. Après ces douleurs, le col utérin s'entrouvre dans quelques cas pour se refermer un ou deux jours plus tard ; et l'accouchement n'a lieu bien souvent que 1 mois ou 6 semaines après.

Après tout ce que je viens de dire, il serait, je crois, superflu d'insister plus longtemps sur la nécessité qu'il y a de pratiquer toujours un examen sérieux et complet de tout l'appareil génital, et de réfléchir aux différentes causes de retard dans l'accouchement lorsqu'il s'agit de se prononcer sur l'existence d'une grossesse prolongée.

Voyons maintenant quelles sont les erreurs que l'on peut commettre dans l'interprétation des faits, si l'on a négligé de prendre toutes ces précautions.

Une femme est arrivée au terme de sa grossesse ; elle attend tous les jours sa délivrance ; un mois, six semaines s'écoulent, et elle n'accouche pas. Interrogé par sa cliente sur la cause de ce retard inexpliqué et inquiétant, le médecin, quelquefois, sans s'occuper de la constitution de la femme, et de la conformation de son bassin, croit avoir trouvé la solution du problème qui lui est posé, et pouvoir tout expliquer en faisant retentir aux oreilles de ceux qui l'entourent le nom mystique de grossesse prolongée.

Moins tranché, mais peut-être plus rigoureux dans mes conclusions, je conseillerai, avant de délier ce nœud gordien, de pratiquer la pelvimétrie interne et la pelvimétrie externe qui donnent presque toujours, en pareil cas, de si précieux éclaircissements, ainsi que l'examen des parties génitales ; et bien souvent je ferai rentrer dans la classe des accouchements retardés par une cause de dystocie variable, ce que l'on avait qualifié auparavant du titre pompeux de grossesse prolongée.

Les tumeurs fibreuses et cancéreuses donnent plus rarement lieu à ces genres d'erreurs ; car elles laissent toujours à leur suite une série de symptômes qui ne font concevoir aucun doute sur leur existence, et sur les conséquences fâcheuses pour l'accouchement qu'elles peuvent entraîner. Leur peu de volume ou bien leur constatation, lorsqu'elles sont encore à leur début, pourrait seule les faire méconnaître.

Un mot maintenant, au sujet des anomalies dans les douleurs expulsives. Supposons une femme, dont l'époque de la grossesse n'a pu, comme c'est presque toujours le cas, être calculée que sur des probabilités, mais qu'on croit près de son terme, prise de ces fausses douleurs dont nous avons parlé.

Le col s'est entr'ouvert un peu ; un médecin est appelé à la voir à ce moment ; il n'hésite pas à la déclarer en travail, et à fixer approximativement l'heure de sa délivrance.

Le lendemain ou le surlendemain tout a disparu et la femme a repris sa vie habituelle. Ne sachant à quoi attribuer la cause de cet arrêt dans son accouchement, augurant peut-être mal de ce fâcheux incident, elle ne manque pas d'interroger celui en qui elle a toute confiance et qui doit, pour elle, pénétrer les secrets les plus intimes de la nature. L'espoir que les douleurs reparaîtront bientôt, et que le travail recommencera alors pour ne se terminer que par l'accouchement, écarte un instant toutes les inquiétudes. Mais on attend quelquefois un mois, quelquefois 40 jours avant de voir arriver le travail, et les vraies douleurs qui ne tardent pas à terminer, la plupart du temps, de la façon la plus naturelle, cet accouchement qui a suggéré des craintes au médecin et à sa cliente.

La grossesse prolongée est encore cette fois fortement en jeu, et elle seule, pour le médecin, peut rendre compte des faits qu'il a observés. Pour celui, au contraire, qui est prévenu de ces anomalies qui s'observent au 8ᵉ mois de la grossesse, rien ne paraît extraordinaire ; et dans tout ce qui s'est passé, il ne voit qu'un *faux travail* s'étant manifesté avant la fin de la grossesse, suivi plus tard, lorsque le terme véritable de la gestation est arrivé, d'un travail vrai.

Voilà donc encore une nouvelle cause de méprises qui est de
nature à attirer l'attention.

4° J'ai fini avec les obstacles provenant de la mère, et
j'arrive aux causes de dystocie dépendant du fœtus et néces-
sitant, par conséquent, la recherche de leur non-existence
pour légitimer une grossesse prolongée.

« En effet, le volume anormal, et la forme vicieuse du fœtus,
dit Nægele, dans son livre d'accouchements, peuvent rendre
un accouchement plus ou moins difficile et même impossible
par les seules forces de la nature, malgré la structure normale du bassin et la régularité des contractions. »

Il ne faut pas oublier que le développement trop grand du
corps du fœtus est lui-même beaucoup plus rarement une
cause de mogostocie qu'on ne le croit généralement ; la grosseur de la tête n'est pas aussi importante que sa conformation, la résistance et la dureté des os du crâne, ainsi que la
manière dont ils sont joints, conditions d'où dépend l'apti-
tude de la tête à subir une modification de sa forme qui cor-
responde à celle du bassin.

Jacquemier, dans son mémoire, dans la *Gazette hebdoma-
daire de médecine et de chirurgie*, s'exprime à ce sujet en ces
termes : « C'est un chapitre chassé de l'obstétrique moderne,
qui tient cependant une place assez étendue dans l'obstétrique ancienne. Mais ce qui s'y trouve de réel, de vrai, est
mal interprété, et de plus noyé, au milieu d'erreurs et de pré-
jugés ou de faits qui sont le produit de l'impéritie, de la né-
gation des lois de la nature et de la parturition naturelle. »

Je vais encore citer, à l'appui de la proposition que je soutiens, toutes les observations rapportées d'enfants volumineux. Elles serviront à démontrer, si d'autres preuves étaient
encore nécessaires, que dans tous ces cas l'accouchement a
été sinon retardé, du moins impossible sans le secours de
l'art.

En examinant ces différents cas, je me crois autorisé à dire

Schmit.   3 d'abord, avec le professeur Aubenas, de Strasbourg, que les descriptions d'enfants, exceptionnellement forts, ont été entachées fréquemment d'exagération, tantôt par suite d'un penchant naturel pour le merveilleux, tantôt afin de justifier la conduite tenue dans certains accouchements.

Les observations de Levret, tant citées, d'enfants qui auraient pesé jusqu'à 11 et 12 kilogrammes, reposent sur une erreur typographique que l'auteur a rectifiée lui-même ; le poids ne comportait que 12 livres.

Crantz (*De rupto utero*. Leipzig, 1756, p. 55) rapporte le fait d'un enfant mort-né, ayant occasionné une rupture de l'utérus et ayant pesé 11 kilog. 5.

Ramsbotham (*Pract. observ.*, etc. London, 1832, p. 303) cite un exemple d'enfant mort-né, par suite de la longueur du travail et ayant pesé 8 kilogrammes.

J.-D. Owens (*Lancet*, 1863) fut appelé pour accoucher une femme en travail depuis longtemps, et ne pouvant expulser son enfant. Il réussit à extraire le fœtus qui avait une longueur de 65 centimètres et pesait 8 kilog. 875.

Flamm (*Gewicht und Grosse Neugeborenen in Zeitschrifft für die gesammte Medizin*. Tome XXVII; Hamburg, 1844, p. 362) observa une femme qui put expulser son enfant jusqu'à la tête, qu'il fut obligé d'extraire. L'enfant était mort, long de 65 centimètres et pesait 8 kilog. 2.

Ce fait semble réfuter l'assertion de J.-F. Osiander qui, dans cette même publication, rapporte cinq cas de dystocie avec fœtus de 4 à 5 kilogrammes et s'appuie sur ces observations pour déclarer fabuleux, tous les cas d'enfants qu'on a donnés comme pesant 7 kilog. 2 et 7 kilog. 5 ; mais on ne doit point douter des assertions d'un accoucheur tel que Osiander.

Mais le fait suivant ne me paraît pas inspirer toute confiance ; je le rapporte, puisqu'il a été publié, mais je le répète, je le révoque complètement en doute.

Waller (dans *Transact. of obstetric. Soc. of London*, t. I, 1860, page 309) raconte qu'il a extrait vivant, à l'aide du forceps, un enfant pesant 8 kilogrammes (16 livres), et dont la tête mesurait 439 millimètres de circonférence. Quelles étaient donc les dimensions du bassin de la femme, et le degré d'ossification des os du crâne ?

On a deviné, sans doute déjà, que cette cause de dystocie devait être pour le praticien mal informé, une source nouvelle d'erreurs dans l'interprétation de la durée d'une grossesse qui aurait dépassé le terme normal.

En effet, prenons encore une fois, pour fixer les idées, l'exemple d'une femme arrivée, selon toutes les probabilités, à la fin de sa grossesse. Un commencement de travail se déclare pour se terminer quelques jours plus tard par le retour des parties à l'état normal. Enfin, la femme entre sérieusement en travail six semaines après, et accouche d'un enfant volumineux que l'on a toutes les peines possibles à extraire.

Donnons à cet enfant, presque toujours mort-né, les dimensions et le poids que l'on voudra, et demandons-nous à quoi l'on attribuera, bien souvent, ce retard dans l'accouchement, cet accouchement laborieux auquel l'on vient d'assister, et enfin ces dimensions extraordinaires et ce poids volumineux que l'on observe chez le nouveau-né ?

Ce retard dans l'accouchement, on ne saura l'expliquer qu'en lui donnant un nom qui dira tout et qui ne dira rien ; ce sera une grossesse prolongée ?

Les difficultés qu'aura rencontrées la parturition seront mises sur le compte de ce développement démesuré du fœtus qui, à son tour, aura pour cause la prolongation de la grossesse, bien au delà de son terme habituel.

J'avoue que cette explication des faits est vraiment séduisante ; mais je crois que le plus souvent elle n'est nullement l'expression de l'exacte vérité. Pour moi, je retournerai l'ordre des interprétations, et je dirai, en m'appuyant sur les observations précitées : le développement anormal du fœtus est la cause de dystocie qui empêche l'accouchement de se faire ; car la nature a proclamé ses droits par le début de travail qui s'est manifesté au terme de la gestation.

Le développement extraordinaire du fœtus est donc la *cause* de la prolongation de la grossesse et non son *effet*.

5° Ces dernières lignes, et les erreurs auxquelles elles font allusion, expliquent suffisamment pourquoi j'assignais, comme dernier caractère, à la grossesse prolongée véritable, de donner naissance à un enfant ayant un développement plus grand que celui du fœtus normal, mais proportionnel à son séjour intra-utérin.

Les défenseurs les plus zélés des grossesses prolongées, et surtout M. le professeur Feltz, n'hésitent pas à mettre sur le compte de ce retard, dans l'accouchement, ces exagérations de volume que nous avons rencontrées chez certains fœtus. En supposant un instant que ce plus long séjour du fœtus dans l'utérus soit pour quelque chose dans son plus grand développement, je demanderai volontiers à ceux qui soutiennent cette idée, si un séjour de un mois et même de deux mois au delà du terme normal est capable de faire prendre au fœtus un volume quelquefois plus du double de celui qu'il a ordinairement ?

Je n'ignore pas que M. Feltz a prétendu que le poids du fœtus augmentait beaucoup plus vite pendant sa vie intra-utérine que pendant sa vie extra-utérine. Mais, comment a-t-il pu poser cette conclusion ? Des recherches dans ce but, sont en vérité très-difficiles et très-délicates.

En accordant même cette rapidité plus grande du développement intra-utérin, est-il possible d'admettre, comme je l'ai déjà dit, que le fœtus puisse prendre un volume double après un ou deux mois, lorsqu'il a mis auparavant neuf mois pour acquérir le premier ; et cependant la rapidité du développement était la même ? Evidemment non.

Je n'hésite donc pas à déclarer que la cause de ce volume anormal du fœtus doit être cherchée ailleurs, et je laisse à la nature le soin de l'expliquer.

La grossesse prolongée ainsi définie, je passe à l'analyse des observations qu'on a publiées sous ce titre, afin de voir jusqu'à quel point elles méritent ce nom.

CHAPITRE III.

ANALYSE ET CRITIQUE DES OBSERVATIONS.

Ire Série

Je suis arrivé à la partie la plus intéressante de mon travail, c'est-à-dire à la discussion des observations qui doit servir de base aux conclusions que je poserai en terminant. Comme j'ai un certain nombre d'observations à rapporter et, par conséquent, à examiner, pour être plus clair et pour me faciliter l'étude que je vais faire, je les diviserai en deux séries :

1) Dans la première, je comprendrai toutes celles qui sont peu sérieuses, et surtout peu scientifiques; je ne ferai que les citer sans m'y arrêter longtemps.

2) Dans la seconde, je réunirai celles qui sont réellement scientifiques et qui peuvent admettre la discussion ; à toutes, j'appliquerai le critérium de la grossesse prolongée, que j'ai établi dans le chapitre précédent, et je conclurai.

OBSERVATION I. — Le Dr Maygrier rapporte qu'une demoiselle de bonne famille, n'ayant jamais quitté sa mère, et jouissant d'une réputation intacte, se maria dans le commencement de 1810, à un jeune homme bien portant, qui, après cinq mois de mariage, fut obligé de s'absenter de Paris. Il resta huit mois éloigné de sa femme, et la trouva enceinte ; tout annonçait une grossesse dont le commencement paraissait correspondre parfaitement avec le moment de son départ. Cette dame vivait paisiblement au milieu de sa famille, attendant avec impatience le moment de sa délivrance. Des douleurs se manifestèrent à la fin du neuvième mois ; tout resta calme pendant quarante-cinq jours, quand enfin le travail se déclara, trois cent seize jours après l'époque présumée de la conception. L'accouchement se termina heureusement.

Si dans cette observation, l'on voyait une grossesse prolongée, les grossesses de cette nature, hélas! il faudrait l'avouer, seraient presque aussi fréquentes que les grossesses normales. Quel est le médecin qui, dans sa pratique, n'a pas rencontré de pareils faits, ou d'autres plus drôles encore? Moins crédule que le Dr Maygrier, et sans vouloir pour cela attaquer l'honorabilité et la vertu de sa cliente, qu'il me soit permis cependant d'élever un léger doute au sujet de sa vie paisible dans sa famille. Ensuite, laissant de côté le point plaisant de la question, j'attaquerai alors le fond de l'observation. Comment a-t-on pu calculer le moment de la conception, puisqu'on ne connaît pas seulement l'époque des dernières règles. Enfin, je crois que le Dr Maygrier lui-même n'attachait que peu d'importance à son observation puisqu'il termine son récit en déclarant que l'accouchement s'était fait 316 jours après l'époque *présumée* de la conception.

Et l'enfant, comment était-il ?

Cette observation ne signifie donc rien.

Obs. II. — Une dame très-honorable, femme de magistrat, ayant déjà eu plusieurs enfants, vit ses règles pour la dernière fois, le 8 avril 1834, sentit les mouvements de son enfant en août 1834, eut des douleurs très-violentes annonçant l'accouchement le 3 janvier 1835. M. Moreau jugea à propos de lui faire une saignée; à la suite de cette saignée, les douleurs se dissipèrent, et l'accouchement n'eut lieu que le 2 mars 1875. (Moreau, *Traité des accouchements*.)

Que conclure de cette observation ? Il peut se faire que la femme ne soit devenue enceinte que le 7 mai. Qui me dit que les symptômes qui se développèrent n'étaient pas ceux d'un faux travail, ou plutôt l'indice d'un vice de conformation du bassin, ou d'un développement exagéré du fœtus ? Il m'est permis de faire toutes les suppositions, puisque aucune indication ne vient les contredire.

Obs. III. — M. Desormeaux cite le fait suivant : Une dame, mère de trois enfants, et tombée en démence, avait épuisé vainement toutes les ressourses de l'art. Un médecin pensa qu'une nouvelle grossesse rétablirait peut-être ses facultés intellectuelles. Le mari consentit à noter, sur un registre, le jour de chaque rapprochement, qui n'eut lieu que tous les trois mois, afin de ne pas troubler une conception mal assurée. Or, cette dame, gardée par ses domestiques, n'accoucha que très-difficilement, à neuf mois et demi, deux cent quatre-vingt-cinq jours.

Cette observation, moins encore que les deux premières, ne peut soutenir la discussion. Que dit-elle ? qu'apprend-elle ? absolument rien, si ce n'est que la femme accoucha *très-difficilement* après 285 jours. Quoi d'étonnant ? Il y avait sans doute un rétrécissement du bassin ou une autre cause qui a retardé son accouchement de quelques jours.

Obs. IV. — Dans *Canstatt*, année 1857, se trouvent les faits suivants : Une dame enceinte de sept mois, assista à une représentation d'un mesmériste. Fortement impressionnée, elle rentra chez elle en s'imaginant qu'elle accoucherait prématurément. Il n'en fut rien, grâce aux soins de son médecin; au contraire; elle n'accoucha que six semaines après son terme. L'accouchement fut difficile, et nécessita l'emploi du forceps : l'enfant pesait onze livres. Les enfants qu'elle avait eus antérieurement ne pesaient que sept livres. (*Bericht über die Leistung en der Geburts healfe von doctor Piebold von Gœttingen.*

Cette observation nous montre simplement, sans nous occuper du calcul du terme de la grossesse, qui est impossible d'après les données fournies, un accouchement difficile par suite d'un développement trop grand du fœtus. Elle ne peut donc nullement être regardée comme grossesse prolongée véritable.

Obs. V. — Une autre dame, comptant accoucher au commencement d'octobre, fortement impressionnée par le récit des difficultés qu'avait présentées l'accouchement d'une de ses amies, n'accoucha que le 20 novembre suivant, d'un enfant mort, pesant neuf livres. L'accouchement fut des plus difficiles, et ne put se terminer qu'à l'aide d'une application de forceps. (Même source.)

Qui me prouve qu'au mois d'octobre cette femme était à terme ? Sans parler de cette impossibilité de déterminer l'époque de la grossesse, on avait affaire dans ce cas, comme dans le précédent, à un rétrécissement du bassin, ou bien le volume de l'enfant était trop gros pour permettre à l'accouchement de se terminer naturellement.

OBS. VI. — Une femme enceinte pour la quatrième fois, dit Velpeau, vint à mon amphithéâtre, je sentis distinctement les mouvements du fœtus. Les phénomènes d'accouchement se sentirent au neuvième mois, mais se suspendirent, ne revinrent qu'au bout de trente jours, languirent toute une semaine, et l'accouchement n'eut lieu que le trois cent dixième jour.

Rien, dans cette observation, ne me démontre que la femme était bien au neuvième mois lorsque le premier travail eut lieu ; il peut tout aussi bien se faire que la femme n'ait été qu'au septième mois ou au huitième mois de sa grossesse, et qu'elle n'ait éprouvé alors qu'un faux travail ; dans ce cas, le chiffre de 310 serait bien diminué et monterait à 270 ou 275, qui serait à peu près le terme normal.

Quels étaient, en outre, les dimensions du bassin, et surtout le volume de l'enfant ? On n'en parle pas ; mais cette lenteur dans le travail nous laisse supposer qu'il y avait du côté des organes génitaux ou du côté du fœtus quelque chose d'anormal, si réellement, ce que nous ne croyons pas, cette grossesse avait dépassé le terme ordinaire.

Nous ne pouvons donc encore rien conclure, malgré l'autorité de Velpeau, qui a rapporté ce fait.

OBS. VII. — Nous lisons dans le *Traité d'accouchements* de Chailly (Honoré), ce qui suit : Une femme qui avait eu un commencement de travail, se trouvait sur un bâtiment qui fit naufrage; elle fut tant tourmentée par la crainte de voir périr un de ses enfants, qu'elle courut de tous côtés et fit tous ses efforts pour le sauver. Les douleurs utérines se calmèrent sur le champ, et la femme n'accoucha que trois cent trente-deux jours après la dernière époque menstruelle.

Je ne pense pas qu'on hésite un seul instant à rejeter complètement cette observation. Parce qu'une femme est accouchée soi-disant 332 jours après sa dernière époque menstruelle, on ne peut nullement conclure, avec ce seul renseiment, à l'existence d'une grossesse prolongée ; je ne veux pas m'étendre plus longuément sur ce fait qui, par lui-même ne prouve rien ; car cela m'entraînerait trop loin.

Obs. VIII. — Une femme de 34 ans, croyait, *d'après ses calculs* accoucher le 5 juin 1851 ; vers la fin du septième mois, elle assista à une soirée de magnétisme et rentra chez elle dans un état tel de maladie, qu'elle envoya chercher son médecin, croyant accoucher. Il n'en fut rien ; le 20 juillet, elle accoucha, avec les fers, d'un enfant pesant dix livres et quatre onces ; le volume du placenta correspondant à celui de l'enfant. (Même auteur.)

Que voyons-nous dans ce fait ? Une femme, qui, d'après ses calculs plus ou moins bien fondés, devait accoucher le 5 juin.

Mais sur quoi basait-elle ses calculs ? Sur sa dernière époque menstruelle ? Mais là, elle peut se tromper de un à trente jours, et je suis autorisé à dire qu'elle ne devait peut-être accoucher que le 5 juillet.

Il resterait à expliquer un retard de quinze jours : je crois que le volume d'un enfant qui pèse dix livres quatre onces, est bien de nature à entraver la marche naturelle de l'accouchement pendant quinze jours, si ce n'est pendant un temps plus long.

Nous révoquons donc complètement l'idée de grossesse prolongée qui a été émise au sujet de cette observation.

Obs. IX. — Une femme de 44 ans, croyait accoucher au commencement du mois d'octobre 1840 ; peu de temps avant le terme de sa grossesse, elle avait entendu parler d'une dame de sa connaissance qui avait eu un accouchement très-laborieux, et elle était très-tourmentée. Chez cette femme, les premières douleurs se présentèrent longtemps après l'époque qu'elle avait calculée, c'est-à-dire le 20 novembre; et elle accoucha, avec les fers, d'un enfant mort, pesant neuf livres 8 onces. (Rob. *Union médicale*, 8 juin 1858.)

Je ferai à cette observation, qui n'est pas plus sérieuse que la précédente, la même critique. Jusqu'à quel point devons-nous ajouter foi aux calculs de cette femme ; et, en supposant qu'ils soient exacts, que signifie le courant d'octobre ? Est-ce le 1ᵉʳ, le 10 ou le 30 octobre qu'elle devait accoucher ?

Ensuite, cet enfant mort, son volume, cet accouchement avec les fers, nous donnent certainement l'idée d'un obstacle quelconque s'opposant à l'accouchement.

Il est donc évident qu'on ne doit pas encore en ce cas songer à une grossesse prolongée.

Obs. X. — Une femme de 26 ans avait déjà fait trois fausses couches ; à une quatrième grossesse, elle avait été menacée du même accident ; enfin, elle accoucha, le 15 février 1857, d'un enfant pesant dix livres onze onces, la dernière époque menstruelle avait eu lieu le 1ᵉʳ avril 1856, c'est-à-dire trois cent vingt-sept jours après. (Même source.)

Parce qu'un accouchement ne s'est fait que 327 jours après la dernière époque menstruelle, cela n'a jamais voulu dire que la femme était enceinte de 327 jours ; car elle peut être aussi bien fécondée le premier jour qui suit ses règles que le premier qui précède celles qu'elle doit avoir : de là donc, une erreur de vingt-neuf jours qui réduirait à 298 le chiffre de 327. Je ne pense pas qu'on ait l'idée d'attribuer à ces vingt jours au-delà du terme normal le développement énorme du fœtus ; car, cela serait complètement inadmissible : nous sommes, par le fait, amené à dire que c'est ce trop grand volume du fœtus qui a été cause de ce retard de vingt jours ; il est impossible donc de conclure encore à l'existence d'une grossesse prolongée.

Obs. XI. — Une jeune dame, âgée de 27 ans, qui n'avait jamais eu d'enfant, devint enceinte dans les premiers jours du mois d'août 1828. Immédiatement après, elle éprouva tous les symptômes rationnels de la grossesse. Elle resta un mois sans voir son mari ; et elle n'est accouchée que le 16 mai 1829, par conséquent, onze jours après le terme. A la fin du neuvième mois, des douleurs se firent sentir, le travail fut lent, et le col mit vingt-quatre heures à se dilater.   .

L'erreur qui a pu être commise dans le calcul de la conception, et les difficultés de travail, rendent parfaitement compte de ce retard de onze jours, qui est insignifiant par lui-même.

Obs. XII. — Une dame de 30 ans, ayant eu trois couches régulières et quatre avortements, redevint enceinte le 9 juillet 1828 ; tous les signes de la grossesse sont survenus ; le mari s'absente quatre mois, quand il est rentré, la gestation paraissait fort avancée, le col de l'utérus était depuis longtemps engorgé et dur. A neuf mois, il y eut quelques symptômes de travail qui cessèrent pour ne reparaître que le 1ᵉʳ mai 1829, vingt-deux jours après le terme. L'accouchement fut pénible. (Velpeau, *Biblioth. med.*, 1829.)

En cette occasion, nous sommes, je crois, autorisé à douter des assertions de cette femme ; car elle pouvait avoir des raisons pour prolonger la grossesse. Sans même nous arrêter à ces considérations, nous pouvons trouver ailleurs le motif de ce retard. D'abord, je ferai remarquer que, puisqu'au prétendu terme de la gestation, il y eut des symptômes de travail qui cessèrent bientôt, on ne peut voir dans cette anomalie que deux choses : ou bien la femme n'était pas à terme, et c'était un faux travail ; ou bien, elle était à terme et il y avait un obstacle à l'accouchement. Nous croyons plutôt que c'était un obstacle à l'accouchement ; car le travail, dit-on, fut lent, et l'accouchement pénible. Cet obstacle résidait-il dans le bassin ? Avait-il pour cause le fœtus ? Nous ne pouvons préciser, puisque l'on ne donne aucun renseignement à ce sujet.

Obs. XIII. — Une dame fait connaissance avec un homme qu'elle n'avait pas l'habitude de fréquenter, se livre à lui, et ne le revoit plus ;

en même temps elle est abandonnée par celui avec lequel elle vivait depuis longtemps, et les signes ordinaires de grossesse surviennent alors. Elle vint se faire toucher à ma salle. Au terme de quatre mois, on sentait les mouvements passifs du fœtus à l'aide du ballottement, et les mouvements actifs étaient perçus par la mère. A neuf mois exactement, elle éprouva les symptômes de travail. A huit heures, je l'examinai, le col mou était dilaté comme une pièce de 3 francs. Ces symptômes disparurent. Le lendemain, 30 mars, se remontrèrent le 29 avril, et l'accouchement n'eut lieu que le 9 mai. (Velpeau, *Biblioth. méd.*, 1829.)

Le point principal dans cette observation eût été de fixer l'époque précise de la conception ; et on ne connaît pas même le moment de la dernière apparition des règles ; en outre, l'origine de la grossesse est si compliquée et si peu recommandable, que vraiment il m'est difficile de croire que M. le professeur Velpeau ait attaché quelque importance à ce fait.

Ne connaissant pas le début de la conception, comment conclure à une grossesse prolongée ?

Obs. XIV. — Mme X..., de Mulhouse, âgée de 32 ans, est une femme robuste, ayant toujours été bien portante. Elle était mère de trois enfants en 1858 ; les trois enfants vivent et jouissent d'une bonne santé. Ses couches furent toujours heureuses, et le travail de l'enfantement très-prompt. Redevenue enceinte en mars 1858, elle pensait accoucher en janvier 1859 ; ce n'est cependant que vers la fin de janvier 1859, que les maux de l'enfantement se firent sentir. Contrairement à ce qui eut lieu d'ordinaire, les seuls efforts de la nature ne suffirent pas pour terminer le travail ; l'intervention de l'art fut nécessaire, et le Dr Muller, de Mulhouse, appelé après trente-six heures de douleur, trouva la tête très-haut et en première position. La tête ne s'engageant pas, il se décida à appliquer le forceps ; après de pénibles efforts, il amena un enfant du sexe masculin, très-fort, très-grand, très lourd. Il pesait treize livres, il était bien plus long que ne le sont aussi les enfants au moment de leur naissance.

Conclusions. — Cause de dystocie produite par l'excès du développement due à la prolongation de la grossesse. (Feltz, de Strasbourg, Thèses de 1860.)

En premier lieu, je ferai remarquer que, malgré tous les

calculs possibles, cette grossesse n'a pas dépassé le terme normal. On ne connaît rien dans cette grossesse, que peut-on alors affirmer et surtout conclure ?

Malgré le développement plus rapide du fœtus pendant la vie intra-utérine, comme le prétend M. Feltz, je ne pense pas cependant qu'on veuille un seul instant admettre, qu'un séjour de 10 mois, c'est-à-dire un mois de plus que le terme normal, puisse faire augmenter le fœtus de 6 ou 7 livres.

Pour moi, je rejette donc complètement la conclusion qui a été posée par M. le professeur Feltz, à la fin de son observation, et je la remplacerai, dans l'espoir d'être plus dans le vrai, par la suivante : « Retard dans l'accouchement, si réellement il y en a un, ayant pour cause l'excès de développement du fœtus. »

Nous venons de voir combien les faits qui ont été rapportés comme des exemples de grossesse prolongée, sont peu sérieux, et donnent matière à la critique. Aucun de ceux que je viens de passer en revue ne mérite, comme je l'ai dit en commençant, d'être pris en considération : c'est pourquoi je me suis arrêté si peu, en faisant remarquer toutefois qu'on pouvait tous les rattacher soit à une erreur de calcul, ou à une cause de dystocie variable, ayant pour origine soit le bassin, soit le fœtus.

Les observations que je vais publier maintenant ont été recueillies avec soin, et ont toutes un cachet scientifique qui est évidemment de nature à inspirer la confiance. C'est à elles donc que je dois appliquer dans toute sa rigueur le critérium de la grossesse prolongée, que j'ai établi dans mon second chapitre. Leur analyse et leur critique vont constituer la quatrième partie de mon travail.

CHAPITRE IV.

IIe Série.

Obs. XV. — M. Masson publie dans sa thèse l'an XI de la République le fait suivant : Madame X... d'une susceptibilité très-vive fit deux fausses couches à six mois d'intervalle pendant l'an XIII; elles furent accompagnées de pertes très-abondantes. Le 3 ventôse an IX, elle conçut pour la troisième fois, et en acquit la certitude par des phénomènes qui déjà deux fois s'étaient manifestés. Le cours de la grossesse ne présenta aucune circonstance remarquable. Le 19 brumaire an X, les douleurs de l'enfantement se manifestèrent à 1 heure après minuit, elles augmentèrent jusqu'à 7 heures du matin. La résistance du col de la matrice et les douleurs atroces qu'elle occasionna engagèrent M. Masson à pratiquer une saignée; aussitôt les contractions cessèrent, et un sommeil paisible vint dissiper jusqu'aux traces de la douleur; le col de la matrice se resserra insensiblement et ne pouvait admettre le surlendemain que l'extrémité de deux doigts. Le ventre acquit de jour en jour un volume plus considérable. De légères douleurs s'annoncèrent le 18 nivôse et persistèrent jusqu'à 10 heures du matin, époque où l'accouchement fut entièrement terminé, 310 jours après celui de la conception et 51 jours après la manifestation des premières douleurs. L'accouchement fut très-difficile, le volume de l'enfant si considérable que cette seule cause suffisait pour rendre compte de la longueur du travail et des difficultés qui se rencontrèrent. L'organisation de l'enfant était très-avancée; les fontanelles plus petites qu'elles ne le sont ordinairement.

En supposant que madame X..., soit réellement devenue enceinte le 3 ventôse, elle n'aurait pas encore été tout à fait à terme lorsque le premier travail se déclara. Ce qui prouve encore qu'elle n'était pas à terme, et qu'elle n'était pas seulement près de l'être, c'est que son ventre augmenta tous les jours de volume. Or, l'on sait très-bien que l'utérus, qui, dans les derniers jours de la grossesse, a atteint l'épigastre, cesse alors de se développer de bas en haut pour continuer son développement dans le sens transversal : l'on dit à ce moment que le ventre tombe.

Puisque l'utérus n'avait pas atteint encore l'épigastre, la femme n'était pas au neuvième mois ; à quel mois alors en était-elle ? Si, réellement, elle avait dû concevoir le 3 ventôse, elle eût été au neuvième mois, et son utérus aurait touché l'épigastre. Elle n'a donc pas conçu, comme on le rapporte, le 3 ventôse.

Si l'époque de la conception n'est pas précise, il est évident qu'on ne peut affirmer une prolongation de la grossesse.

Admettons encore pour un moment qu'il y ait prolongation dans la durée de la grossesse, et voyons si nous ne pourrions pas expliquer autrement que par une erreur dans la détermination de l'époque de la conception ce retard dans l'accouchement ? Cette explication nous est fournie par les propres paroles de M. Masson : « Le volume de l'enfant, dit-il, en effet, était si considérable que cette seule cause suffirait pour rendre compte de la longueur du travail et des difficultés qui se rencontrèrent. »

J'aurais bien aimé connaître le poids de l'enfant, les dimensions du bassin de la mère, et surtout si l'enfant était vivant ; mais on a cru sans doute prudent de s'abstenir de donner ces indications.

Quoi qu'il en soit, je ne puis regarder ce fait comme un cas de grossesse prolongée :

1° D'abord parce que le chiffre de 310 jours n'est pas celui de la durée de la gestation, puisque j'ai démontré que Mad. X... n'avait pu avoir conçu le 5 ventôse.

2° Ensuite, parce que le volume de l'enfant explique les difficultés et le retard de l'accouchement, s'il y en a eu.

Obs. XVI. — Madame X... âgée de 22 ans, d'un tempérament lymphatico-nerveux, d'une bonne constitution, régulièrement réglée tous les 30 jours, mariée le 2 juin 1857, est depuis deux ans en Afrique.

Aussitôt mariée, Madame X... n'a plus vu reparaître ses menstrues; elle éprouva bientôt tous les symptômes rationnels d'une grossesse, et expulsa après 270 jours de mariage, jour pour jour, un kyste hydatique. L'expulsion de ce produit présenta tous les phénomènes de l'accouchement ordinaire et à terme. Un mois plus tard, les règles disparurent; l'idée d'une nouvelle grossesse vint aussitôt à l'esprit de Mme X... et trois mois s'étaient déjà écoulés sans accident notable, lorsque cette dernière fit une chute dans les escaliers ; et 2 heures après, elle fut prise de tranchées utérines, qui déterminèrent l'expulsion d'une masse charnue, faux-germe, de la grosseur d'un œuf de pigeon, sans trace d'aucun embryon, avec quelques caillots sanguins. Apparition des menstrues le 19 août 1858.

Le mois suivant absence totale des règles, phénomènes rationnels de grossesse, vomissements à 2 mois 1|2 qui se prolongèrent jusqu'au sixième mois sans fatigue aucune. Sensation du fœtus le 4 janvier 1859. L'appétit fut toujours conservé, tout se passa dans l'état normal des choses, sauf quelques douleurs dans la région dorso-lombaire.

Le 9 mai 1859, époque à laquelle Madame X... croyait accoucher, quelques coliques utérines se manifestèrent. Comme le ventre était tombé depuis 15 jours environ, elle crut le moment suprême arrivé et se berça de cet espoir : mais les douleurs intermittentes disparurent. Enfin le 30 juin les tranchées utérines redoublèrent d'énergie et revêtirent un cachet tout spécial. L'accouchement était imminent, et il se termina le 2 juillet à 4 heures du matin, après 33 heures de souffrances par l'application du forceps.

Le fœtus présentait une tête énorme. L'extrémité céphalique descendit facilement jusqu'au détroit inférieur ; mais arrivée là, elle resta 6 heures sans avancer. Les efforts de la nature furent impuissants à expulser la tête tout à fait en disproportion avec la circonférence inférieure du détroit inférieur.

Le forceps amena une tête énorme ayant tous les caractères de l'asphyxie commençante.

L'enfant, du sexe féminin, mesurait 50 centimètres. Quant à son poids, nous n'avons pu le prendre, faute de balance ; à en juger, il dépassait le poids de 3,500 grammes.

Ce qui nous frappe le plus, ainsi que M. le Dr Moreau que nous avions appelé en cette circonstance, ce sont certaines particularités qui n'appartiennent qu'à un enfant de 5 à 6 semaines. Les cils, les sourcils, les cheveux présentaient un accroissement insolite. Les ongles étaient très-longs, il a fallu les tailler. Les gencives étaient doublées, comme on dit dans le vulgaire.

A tous ces signes, nous en ajouterons un autre qui n'est pas moins concluant, c'est l'intelligence vraiment incroyable que l'on a pu constater chez cette enfant après quelques jours de la vie extra-utérine.

Conclusions. — Il nous semble que l'enfant que nous avons reçu avait dix mois et onze jours : du moins tout concorde à le prouver. (Tarneau, médecin aide-major, *Gaz. des Hôpit.*, n° 149, déc. 1859).

Dans cette observation, on dit bien que madame X..., a eu ses dernières règles le 19 août 1858 ; mais voilà tout ce que l'on sait sur l'époque de la conception. Madame X..., a pu donc devenir enceinte du 20 août au 19 septembre. Rien ne me prouve qu'elle n'ait pas conçu à cette dernière date. Voilà une erreur de 30 jours que M. Tarneau a pu commettre dans le calcul de la durée de la grossesse qu'il a observée.

Je ne tiens aucun compte des sensations perçues le 4 janvier 1859, car toutes les femmes, dit M. le professeur Pajot, voulant être enceintes, ou l'étant depuis quelques mois seulement, sentent toujours remuer.

Si M. Tarneau était persuadé que sa cliente était à terme le 19 mai, je crois qu'il eût été prudent de sa part de s'assurer de la conformation normale de son bassin. Aujourd'hui il m'empêcherait de lui objecter que, si l'accouchement ne s'est pas fait au terme voulu, c'est que le bassin était vicié, et mon objection est d'autant plus fondée que lui-même, dans son observation, rapporte que le volume de la tête était tout à fait en disproportion avec la circonférence du détroit inférieur. Or, il est bien rare que le détroit inférieur soit seul rétréci, sans que le supérieur participe à ce rétrécissement.

Le fœtus, dit-on aussi, présentait une tête énorme? Comme je pense que c'est cette énorme tête qui a joué dans cet accouchement le principal rôle, il n'eût pas été inutile, ce me

Schmit.   4

semble, d'en mesurer les différents diamètres afin, de pouvoir les comparer à ceux des détroits supérieur et inférieur. Mais on s'est contenté simplement de prendre sa longueur qui était de 50 centimètres ; quant à son poids, on n'a pu le prendre, parce qu'on n'a pas trouvé de balance, et, on l'a évalué à 3,500 grammes.

Tout en regrettant ces omissions si fâcheuses au point de vue scientifique, je ferai remerquer qu'il n'est nullement nécessaire de vivre 10 mois et 11 jours dans le sein de sa mère pour avoir en naissant une longueur de 50 cent. et un poids approximatif de 3,500 gram. ; car l'on voit des fœtus au terme ordinaire dépasser cette mesure et ce poids.

Que reste-t-il maintenant pour affirmer la grossesse prolongée ? Rien, si ce n'est les signes physiques, physiologiques, et moraux qui ont frappé le plus MM. les Drs Tarneau et Moreau. Pour moi je n'y attache nulle importance, et je dirai plus, je les révoque en doute, car je ne croirai jamais qu'un enfant, après quelques jours de vie extra-utérine, soit doué de cette intelligence vraiment incroyable qui a fait l'admiration de ceux qui l'entouraient, et surtout celle de MM. les Drs Tarneau et Moreau.

En résumé, l'observation que je viens de rapporter ne peut être considérée comme un cas de grossesse prolongée :

1° Parce que l'époque précise de la conception est inconnue ;

2° Parce qu'il n'est pas démontré que du côté du bassin il n'y avait aucun vice de conformation ;

3° Parce que la tête du fœtus, au dire même de l'accoucheur, avait un volume trop grand ;

4° Parce que le développement du fœtus, en supposant que la grossesse se soit prolongée, n'est pas proportionné à son séjour intra-utérin.

Obs. XVII. — Mme P... est âgée de 39 ans, mère de trois enfants, un garçon, deux filles, d'un tempérament sanguin, d'une bonne constitution, toujours bien réglée, excepté dans ses grossesses et lorsqu'elle est nourrice.

Elle prétend qu'elle a porté 10 mois l'aîné de ses enfants qui pesait 10 livres à sa naissance. Depuis son dernier accouchement, il s'est écoulé 7 ans pendant lesquels elle n'a jamais eu le moindre retard. Du 15 au 20 mars 1858, elle les vit venir comme à l'ordinaire ; mais le 15 avril elles manquèrent complètement ce qui, joint à quelques indispositions lui fit soupçonner une grossesse. Au mois de mai, rien encore, de sorte que cette dame resta convaincue qu'elle était enceinte.

Le 20 août, elle commença à ressentir des muovements qu'elle reconnut pour ceux de son enfant. Elle comptait accoucher dans les premiers jours de janvier 1859. Or, les premières douleurs ne se firent sentir que dans la matinée du 11 fevrier 1859, et l'accouchement ne se fit que le 12 février à 3 heures du matin, après un travail long et pénible, mais mitigé par l'emploi du chloroforme.

L'enfant pesé et mesuré devant moi, avait une longueur de 58 centimètres et un poids de 11 livres.

A toutes les preuves physiques de grossesse prolongée que nous présente ce fait remarquable, nous ne devons peut-être pas négliger d'en ajouter une autre, que nous pouvons appeler preuve morale. L'enfant dont il est question, marfifestait déjà son intelligence par tous ses signes *dès le même jour ; il suivait attentivement des yeux l'objet qu'on lui présentait, et répondait par des sourires* aux personnes qui le regardaient en souriant. N'est-ce pas, évidemment, qu'il avait 10 mois et demi depuis le moment de la conception (Alfred Liégarold de Caen. *Gaz. des Hôpitaux*, 1859, n° 62).

Pour calculer le début de la grossesse, nous n'avons que l'époque des dernières règles qui eurent lieu le 15 mars ; il peut très-bien se faire que Madame de P. ne soit, par conséquent, devenue enceinte que le 12 ou le 14 avril, ce que sembleraient confirmer les premières sensations de mouvements perçues par la mère le 20 août. Il y aurait donc à retrancher 20 ou 25 jours de la durée de la grossesse ; ce qui réduirait le chiffre de 10 mois 1/2 à 9 mois 1/2.

Il est inutile d'invoquer ici les viciations du bassin comme cause de prolongation de la gestation, car un fœtus long de 58 centimètres et d'un poids de 11 livres, est bien capable d'autres désordres encore plus sérieux pendant l'accouchement.

Je n'ose croire qu'on veuille attribuer, un seul instant, cet excès de développement du fœtus à son séjour dans l'utérus au delà du terme normal.

Il me reste à dire un mot de cette intelligence précoce et surprenante que M. Liégard a trouvée chez cet enfant.

Est-il possible d'abuser de ses lecteurs d'une façon semblable ! Après deux jours de vie, répondre par des sourires aux personnes qui le regardaient en souriant ! C'est vraiment surprenant ! La dernière partie de cette observation aurait très-bien fait au temps des merveilles ; mais aujourd'hui que ce temps est passé, laissons-là dans les cartons jusqu'à une occasion plus favorable.

Ainsi donc, cette grossesse ne peut-être regardée comme prolongée :

1° Parce qu'il est impossible de fixer la date de la conception.

2° Parce que le fœtus présente une cause de dystocie puissante résultant de son excès de développement, et capable de retarder l'accouchement.

Obs. XVIII. — Madame B... âgée de 23 ans, d'une bonne constitution, parfaitement réglée, mariée depuis un an, avait vu ses règles du 5 au 10 mai 1858. Vers le 20 du même mois, elle éprouva des nausées et des vomissements, surtout le matin ; ces symptômes ont continué pendant plusieurs mois sans cause appréciable, sinon le comencement d'une grossesse. Du 5 au 7 juin, les menstrues marquèrent à peine, et, dès le 5 octobre, les mouvements actifs du fœtus lui devinrent sensibles, de sorte que, fondé sur ces données, nous pouvions affirmer, comme terme de la grossesse, le 20 février 1859. Or, à cette époque, cette dame éprouva des contractions utérines très-fortes pour lesquelles je fus appelé plusieurs fois. Le col utérin, quoique entièrement effacé, resta complètement fermé ; les douleurs se calmèrent peu à peu, puis disparurent, et la grossesse continua jusqu'au 2 mars, époque à laquelle des douleurs semblables recommencèrent, et se terminèrent enfin à 3 heures du soir, après de violentes contractures, par la naissance d'une petite fille pesant 3,600 grammes et longue de 50 centimètres. (Dr Albert Liegard, *Gaz. des Hôp.*, du 26 mai 1859).

Puisque Madame B... a encore eu ses règles le 7 mai, il est évident qu'elle n'était pas encore enceinte : ses menstrues étant à peine revenues le 7 juin, il y a tout lieu de croire qu'elle a été fécondée du 7 mai au 7 juin. Or, il s'agirait précisément de fixer le jour exact de sa fécondation. Il est impossible à M. le docteur Liégard de le faire ; par conséquent, je suis en droit de supposer que Madame B.. n'a conçu que le 2 ou le 5 juin ; dans ce cas, l'accouchement se serait fait juste à 9 mois accomplis ; ce qui, pour moi, n'est l'objet d'aucun doute ; le poids et les dimensions du fœtus le prouvent surabondamment.

Quant à ces douleurs qui se manifestèrent le 20 février, elles sont tout simplement le résultat d'un faux travail, phénomène qui, comme on le sait, s'observe assez fréquemment à la fin de la grossesse.

Cette observation ne peut donc, un seul instant, être considérée comme un cas de grossesse prolongée ; tout, en effet, concorde à prouver que c'est une grossesse tout à fait normale.

Obs. XIX. — Une fille de 25 ans vint à accoucher Aix. Le travail de l'enfantement à son début ne présenta aucune particularité, mais la tête ne s'engageant pas, M. Goyrand fut appelé. Il trouva une fille bien constituée, ayant eu un enfant dont elle avait facilement accouché. La seconde grossesse avait été bonne, mais elle se croyait au terme de onze mois. Il y avait en effet cet espace de temps que l'homme dont elle était enceinte, d'après son récit, avait eu des rapports avec elle ; et ces relations brusquement interrompues avaient été reprises à une époque trop rapprochée du moment actuel pour que la grossesse pût lui être attribuée ; elle ajoutait qu'au terme elle avait eu des douleurs tout à fait semblables à celles de l'accouchement, et que ces douleurs s'étaient reproduites à la fin du dixième mois. La sage-femme confirmait l'exactitude de ces deux derniers faits.

Le Dr Goyrand, après avoir constaté par le toucher que la tête, retenue au détroit supérieur, plongeait dans l'excavation et était en première position, appliqua le forceps, mais sans succès. Une consultation fut demandée, le forceps réappliqué; cette seconde application fut encore infructueuse ; on fit alors la version ; un pied fut attiré ; mais malgré des efforts énergiques, l'évolution du fœtus fut imposssible. La femme, épuisée par ces souffrances atroces, succomba.

Le fœtus était dans la position indiquée, mais il offrait un volume énorme, et, par le fait du développement avancé des parties, son plan dorsal fortement appliqué à droite et à gauche, offrait une rigidité et une inflexibilité qui s'étaient opposées d'une manière absolue au mouvement d'évolution; la tète, déformée par les pressions offrait, au sommet une solution de continuité par laquelle la masse cérébrale s'était vidée.

Poids de l'enfant : 7000 grammes. — Taille : 62 centimètres. — Diamètre de la tête : Oc. ment. 162 ; Oc. front. 139 ; Oc. breg. 135 ; Bip. L'état du cràne n'a pas permis de le mesurer.

En même temps, le bassin était retréci dans tous les diamètres. — Diamètres : A. P. 9 cent. ; Trans. 12; Oblique 11.

Conclusions. — Il est presque évident que l'excès de développement du fœtus a pour cause la grossesse prolongée. (Silbert d'Aix. *Gaz. Hebd.*, 1857, p. 192).

Avant de chercher à savoir si la grossesse observée par M. le docteur Silbert a dépassé le terme normal, je désirerais bien connaître si elle est arrivée seulement à son terme. Rien, en effet, dans les renseignements qui sont fournis par l'observation, ne l'indique. Déclarer qu'une femme est enceinte de onze mois, parce qu'elle raconte qu'il y a onze mois qu'elle n'a pas eu de rapports avec celui qui doit être le père de l'enfant, c'est évidemment trop de confiance. Pour ma part, j'avoue franchement que je n'attacherais qu'une très-minime importance aux récits que pourraient me faire des femmes enceintes ; aussi, je n'admets nullement, en ce cas, les prétentions de cette femme. Pour dire qu'elle était enceinte de onze mois, il fallait qu'elle connût exactement

l'époque de ses dernières règles ; et je ne comprends pas que
M. le Dr Silbert ne l'ait point interrogée en ce sens, afin de
pouvoir citer cette époque à l'appui de son observation.

Je ne parle pas du rétrécissement du bassin de cette femme
et du volume énorme de l'enfant comme cause de dystocie ;
ils ont été constatés à l'autopsie, et on ne peut les nier. Mais
ce que je ne puis admettre, c'est la conclusion de M. le D[r]
Silbert.

Y a-t-il eu d'abord une grossesse de onze mois ? Il n'y a
aucune preuve sérieuse ; les témoignages qui sont invoqués
peuvent-ils être acceptés ? Je ne le pense pas, car l'on sait, ce
que valent les témoignages en pareille occasion.

En supposant, un moment, que réellement la grossesse
ait duré dix ou onze mois, le fœtus aurait-il pu prendre pendant son séjour prolongé dans l'utérus, le poids et le volume
qu'il avait en naissant ? C'est inadmissible.

Ensuite, dans toute l'observation, l'on ne dit pas un mot
des battements du cœur du fœtus. Quand ont-ils cessé ? Je
crois que c'était un point qu'il eût été très-important d'éclaircir
au point de vue de l'étiologie du développement fœtal ; qu'est-
ce qui me prouve que le fœtus n'était pas mort depuis un certain
temps déjà dans la cavité utérine ? Impossible alors de mettre
sur le compte de sa vie intra-utérine le volume extraordinaire qu'il a présenté lors de son extraction.

Je conclurai, en terminant, contrairement à l'opinion de
M. le Dr Silbert, que cette grossesse n'est pas une grossesse
prolongée.

1) Parce que son début est inconnu ;

2) Parce que du côté du bassin il y avait une cause de dystocie ;

3) Parce que le fœtus offrait aussi, par son développement
anormal, des difficultés pour l'accomplissement du travail et
de l'accouchement ;

4) Si réellement la grossesse a duré plus que le terme

normal, ce retard est attribué aux deux causes de dystocie énoncées précédemment ;

5) Le volume énorme du fœtus est complètement indépendant de la prolongation de la grossesse.

Obs. XX. — Madame X... de Huttenheim, âgée de 36 ans, mariée depuis 15 ans, mère de 5 enfants, dont deux vivent, d'une constitution excellente et parfaitement réglée excepté dans ses grossesses. Les accouchements précédents ne présentèrent rien d'anormal, et jamais l'intervention de l'art ne fut nécessaire.

Le 12 novembre 1858, elle eut ses menstrues comme à l'ordinaire ; mais vers le 20 du même mois, elle éprouva différents symptômes qui était les mêmes que ceux qui se présentaient au commencement de ses grossesses précédentes, lui firent supposer une nouvelle grossesse; les menstrues ne revenant pas le mois suivant, elle garda la conviction qu'elle était enceinte. Durant le reste de sa grossesse, sa santé ne s'altéra pas. Le 30 mars, elle sentit pour la première fois les mouvements de l'enfant, et elle pensait accoucher en août 1859. Dans la nuit du 12 août, elle crut en effet que le travail commencerait, elle eut des douleurs dans les reins qui revenaient toutes les demi-heures, le 13 août, elles disparurent, et Madame X... put vaquer à ses occupations. Le 15 août, elle me fit part de ce qui lui était arrivé; pensant qu'elle s'était trompée, je la rassurai complètement. Ce ne fut que le 13 septembre au soir que le travail commença pour ne se terminer que le 15 sept. par une application de forceps faite par M. le Dr Rack de Benfeld. L'enfant était en première position de sommet. La tête s'était engagée assez facilement dans le détroit supérieur, et avait traversé l'excavation, mais s'était arrêtée au détroit inférieur. Le médecin, entendant toujours les battements du cœur, attendit et administra du seigle ergoté, ce n'est qu'après 6 h. d'attente qu'il se décida à appliquer le forceps. Il amena après de puissants efforts un fœtus mort du sexe masculin et ayant des proportions considérables.

Longueur 57 centimètres. — Poids 11 livres 1|2. — Diamètres de la tête, O. M. 16; O. F. 12; Bip. 10 1|2. — Diamètre des épaules 14.

L'examen du crâne me fit observer une dureté qui n'est pas habituelle chez les nouveau-nés; la grande fontanelle était très-petite, ayant à peine 2 cent. carrés de surface. Les cheveux, les ongles présentaient également une longueur qui n'est pas habituelle.

Conclusions. — En présence de ces faits, nous croyons pouvoir affirmer que la cause de dystocie était l'**excès** de développement du fœtus. Nous accusons la prolongation de la grossesse au delà du terme normal. L'accouchement ne se fit que le 15 septembre 1859 c'est-à-dire le 300° jour.

La mère succomba à une péritonite puerpérale ; l'autopsie ne put être faite. M. le Dʳ Held nous assura qu'il n'y avait du côté du bassin aucun vice de conformation, et que ce n'est pas à une semblable cause qu'on doit rattacher les difficultés du travail. (Feltz, thèses de Strasbourg, 1860.)

Mᵐᵉ X... a eu, en effet, sa dernière époque menstruelle le 12 novembre 1858, mais entre le 12 novembre et le 12 décembre 1858, il y a un espace de trente jours durant lequel cette dame a pu être fécondée. Il s'agirait précisément, comme je l'ai fait remarquer à chaque observation, de connaître le jour où la fécondation s'est effectuée. Comme les mouvements de l'enfant n'ont été perçus que le 30 mars, il y a tout lieu de supposer, surtout, que Mᵐᵒ X... est multipare, que la conception s'est produite à un moment rapproché de l'époque qui aurait dû se montrer le 12 décembre. Dans ce cas, puisque le travail réel a commencé le 13 septembre, l'accouchement n'aurait été retardé que de quelques jours.

Si nous supposons maintenant que la fécondation s'est opérée le 10 ou le 12 décembre, Mᵐᵒ X... était juste à terme lorsque le travail s'est déclaré.

En admettant même une fécondation plus rapprochée de la dernière époque menstruelle, c'est-à-dire vers le 10 ou 25 novembre, le volume du fœtus expliquerait parfaitement alors le retard éprouvé par l'accouchement, mais je crois cette hypothèse moins fondée que les autres.

Comment alors se rendre compte des douleurs lombaires éprouvées par Mᵐᵉ X... le 12 août ? Leur peu de durée démontre clairement ce qu'elles étaient ; elles dénotaient évidemment un commencement de faux travail.

Par ce que nous venons de dire, il est complètement impossible de voir dans l'observation rapportée par M. le Dʳ Feltz une grossesse de 300 jours.

Si la grossesse a moins de 300 jours, comme je viens en quelque sorte de le démontrer, il n'est pas rationnel de prétendre un seul instant, malgré le développement plus rapide du fœtus pendant la vie intra-utérine, qu'un séjour de 3 ; 4 et peut-être dix jours dé plus que le terme, augmenterait son poids et sa longueur d'une façon si extraordinaire, 57 cent. au lieu de 50, et 11 livres 1[2 au lieu de 6 ou 7.

1) Je verrai donc dans cette observation une grossesse à peu près normale, quant à la durée.

2) Si la durée s'est prolongée de quelques jours, je dirai, comme M. le Dʳ Feltz, qu'on doit attribuer ce retard dans l'accouchement au développement exagéré du fœtus.

3) Mais je me séparerai complètement de lui, en prétendant que cet excès de développement du fœtus est la cause de la prolongation de la grossesse, et non son effet.

Obs. XXI. — Madame M..., âgée de 26 ans, brune, très-bien constituée, ayant dejà accouché deux fois heureusement à terme, eut au commencement du mois d'août 1861, une forte ménorrhagie qui s'arrêta sous l'influence d'un traitement approprié. A partir de cette époque, elle éprouva des symptômes présomptifs de grossesse, et les menstrues jusqu'alors très-régulières n'ont plus reparu.

Pendant les 4 à 5 premiers mois qu'ont suivi la ménorrhagie, la santé était devenue chancelante, il y avait une anorexie constante, et pendant plusieurs jours au 4e mois la formation lente d'un abcès dentaire à la face interne du maxillaire inférieur s'opposa à toute alimentation solide. L'abcès s'ouvrit spontanément, et à partir de ce moment, la santé s'améliora rapidement.

Madame M..., arriva très-bien portante à la fin présumée de sa grossesse, mais après n'avoir senti les mouvements du fœtus que depuis le 2 février 1862. Il s'établit un commencement de travail ; quelques coliques utérines se manifestèrent, et le col de l'utérus, complètement effacé, entr'ouvert dans une étendue de 20 à 25 millimètres, permit au doigt de sentir la tête à travers les membranes. Cependant les coliques se calmèrent peu à peu puis disparurent. Il survint une nouvelle alerte du 4 au 7 juin ; mais les douleurs de reins, les coliques utérines disparurent pour ne plus revenir.

Au commencement de juillet, la grossesse devait être arrivée, d'après les évaluations les plus modérées, à la fin du 10° mois. Madame M..., était tourmentée pour sa couche, je cherchai à la rassurer, en lui représentant que son bassin était très-large, bien conformé, que le développement de l'enfant a dû souffrir de son état de malaise pendant les premiers mois de sa grossesse, et que probablement il n'était pas arrivé à maturité complète à la fin 9° mois. Il fut résolu que si l'accouchement n'avait pas lieu d'ici 8 à 10 jours, je tenterai de le provoquer artificiellement. Malheureusement le 10 juillet, il survint une fluxion dentaire qui détermina un nouvel abcès, je décida qu'aussitôt l'abcès ouvert, l'accouchement serait provoqué, car il y avait à craindre que si la grossesse se prolongeait, l'accouchement devînt laborieux, et ne pût se terminer par les seuls efforts de la nature.

L'abcès s'ouvrit le 17 juillet. Je procédai immédiatement au tamponnement du vagin, avec une grosse éponge munie d'un fil de soie que j'introduisis au moyen d'un spéculum ; j'avais déjà préparé des éponges ficelées pour dilater le col, au cas où les contractions utérines n'auraient pas été suffisamment provoquées. Mais les premières douleurs apparurent au bout de peu de temps, l'éponge ne tarda pas à être expulsée du vagin, et il s'établit un travail régulier. Les trachées utérines se rapprochèrent de plus en plus, redoublèrent d'énergie, et la tête en quatrième position du sommet, O. I. D. A. s'engagea dans l'excavation. La sage-femme essaya en vain de rompre les membranes. A 11 heures du soir, je fis moi-même sans succès cette tentative. Les forces de Mad. M... s'épuisaient ; elle demandait à grands cris la délivrance, et il était urgent de hâter l'accouchement. Au moyen d'une pince, je saisis les membranes, et je les fis éclater. 5 à 6 minutes après, la tête avait franchi le détroit inférieur.

L'enfant du sexe féminin était très-vivace, quoique la mère n'eût plus ressenti depuis plusieurs jours ses mouvements, mais j'avais constaté la persistance des bruits redoublés. Il était bien développé et n'offrait sur sa tête aucune trace de bosse sanguine. Il mesurait 52 cent. 1|2, il pesait 3650 gr. La petite fille fixa immédiatement la lumière de la lampe et les personnes qui l'entouraient comme un enfant âgé de plusieurs semaines.

— Diamètres de la tête : O. M. 13 1|2 ; O. F. 13 ; B. P. 10.

L'ossification du crâne fort avancée, ' la grande fontanelle n'avait qu'un diamètre de 2 cent. 1ı2 environ.

Le placenta n'ayant pas été expulsé au bout de 2 ou 3 heures, malgré les tractions exercées de temps en temps sur le cordon, je le détachai artificiellement avec la main.

Conclusions. — Il me semble évident que l'on a affaire là à une grossesse prolongée dont le terme a été de 10 mois et 20 jours à 11 mois et 10 jours, c'est-à-dire de 320 à 340 jours. (Kœberlé, Gaz. Méd. de Strasbourg, 1862, n° 9.)

Mme M.... n'a plus ses règles depuis le mois d'août, après avoir été victime d'une forte ménorrhagie. Elle devait évidemment se trouver, après cet accident, dans un état de chloro-anémie qui pouvait rendre compte aussi clairement de cette absence de règles et des symptômes divers qu'on a observés chez elle, que la présomption d'une grossesse au début. Je crois, par conséquent, que l'on n'est nullement autorisé à attribuer cet état maladif de Mme M... à une grossesse plutôt qu'à une chloro-anémie. Impossibilité donc à M. Kœberlé de fixer le début de la grossesse par cette absence de règles et les autres symptômes présentés par la malade.

Ce qui nous confirme encore dans l'opinion que nous émettons de ne pas faire remonter le commencement de la gestation au mois d'août, c'est que Mme M..... n'a perçu les mouvements du fœtus que le 2 février, c'est-à-dire 6 mois après sa prétendue dernière époque menstruelle. Or, l'on sait que, chez une multipare, les mouvements fœtaux peuvent être sentis par la mère à 3 mois 1ı2 et 4 mois. En prenant comme point de départ pour calculer le terme de la grossesse, au 2 février 1862, le chiffre moyen de 4 mois, nous arriverons à dire, d'une façon approximative, que Mme M... n'est devenue enceinte qu'au mois d'octobre, et que par conséquent elle ne devait accoucher que dans le courant de juillet.

Aussi, il nous est permis de nous demander, si Mme M..... était complètement à terme lorsque M. le D^r Kœberlé pratiqua l'accouchement prématuré? Sans vouloir résoudre cette question, je ferai remarquer que la marche de l'accouchement peut laisser quelques doutes à cet égard. En effet, l'on fut obligé de pratiquer la délivrance artificielle.

L'on objectera sans doute que M^{ne} M... a eu au mois de juin, à deux reprises différentes, un commencement de travail, et que le mois de juin était l'époque où elle croyait accoucher.

C'est vrai ; mais ce mois de juin n'était, d'après les paroles de M. Kœberlé, qu'une époque présumée ; et, entre une présomption et une certitude, il y a un abîme.

Mais pourquoi, si Mme M... était réellement à terme au mois de juin, si son bassin était bien conformé, comme le dit l'observation, s'il y avait un vrai travail, l'accouchement ne se serait-il pas fait? Je ne trouve, je l'avoue, l'explication de cette particularité, qu'en pensant que Mme M... s'était trompée dans ses calculs, et qu'au mois de juin elle ne devait pas encore accoucher et que, par conséquent, les douleurs utérines qu'elle avait ressenties n'étaient pas les vraies douleurs de l'accouchement.

Parlons un peu maintenant du fœtus : il était long de 52 cent. 1[2, et avait un poids de 3,650 grammes. Ces dimensions et ce volume sont tout à fait ceux d'un enfant bien constitué et à terme, Il faut convenir que, si, comme le prétend M. Kœberlé, il est resté au minimum 320 jours dans l'utérus, il n'a certes pas beaucoup gagné à son séjour prolongé. Ce développement insignifiant serait, par conséquent, en complète contradiction avec le développement étonnant que M. Feltz assignait au fœtus pendant sa vie intra-utérine.

Il est possible que l'enfant, aussitôt sorti du sein maternel, ait fixé immédiatement la lumière et les assistants ; mais en supposant que ce fait fût vrai, cela n'a jamais été un indice certain que l'enfant fût âgé de plusieurs semaines.

En résumé, et toujours d'après les principes que nous

avons établis, cette observation ne relate nullement le fait d'une grossesse prolongée.

1) En effet, la date de la conception est impossible à déterminer.

2) La grossesse n'a pas dépassé le terme ordinaire.

3) Le fœtus présente tout simplement les caractères du fœtus au terme de 9 mois.

Obs. XXIII. — Madame B..., 25 ans, bien constituée, vigoureuse, est parfaitement réglée. Le sang vient à époques fixes, sans jamais avancer ni retarder; la quantité est toujours la même. Elle a eu déjà 2 enfants, ses 2 grossesses n'ont présenté rien d'anormal ; les deux accouchements ont été un peu longs.

Elle voit ses règles pour la dernière fois le 20 novembre 1872, mais d'une façon tellement anormale, presque rien, sang pâle, que l'idée d'une nouvelle grossesse se présente de suite. Le 20 décembre, rien ne vient; la grossesse est confirmée, et nous la faisons dater du 5 novembre. L'accouchement doit donc avoir lieu dans les premiers jours août 1873.

Vers la fin de juillet, elle fait une chûte qui amène quelques contractions. Repos au lit, lavements laudanisés. Le 10 août je l'examine, et trouve tous les signes d'une grossesse presque à terme; dans la semaine elle est prise d'une dysentérie légère, qui occasionne cependant des épreintes assez vives et le samedi 16 août, on vient me chercher.

Les douleurs sont régulières, le col se dilate, la tête est bas ; à 3 heures du matin le col est grand comme une pièce de 5 francs ; je sens la fontanelle antérieure. Au jour, tout s'arrête.

La tete reste très-bas, le col se referme; la patiente souffre constamment, elle peut à peine marcher.

Les jours se passent; le 20 août, dans l'hypothèse d'une conception antérieure au 20 novembre n'amène rien de nouveau. J'abandonne cette idée malgré moi et fais dater la grossesse du mois suivant, soit vers le 5 décembre, nous pouvons donc aller jusque vers le 5 septembre.

Le 10 septembre arrivé, rien de nouveau; le 20 septembre, date extrème ; car il faudrait que la conception ait eu lieu au moment précis où les règles arrivaient, rien de nouveau. La pauvre femme est épuisée, elle ne peut se traîner, pas de sommeil, des douleurs irrégulières à chaque instant.

Le 23, l'on vient me chercher. Encore une fausse alerte, le col est resté fermé.

Le 1ᵉʳ octobre seulement, le travail, le vrai cette fois, commence dès le matin toujours la deuxième position du sommet. A 9 heures du soir la tête se dégage en occipito-sacrée, toute seule sans déchirure du périnée, que je soutiens énergiquement.

Aussitôt après la délivrance, une hémorrhagie effroyable se déclara. Je l'avais heureusement prévue, ce qui me permit de m'en rendre maître non sans peine. Puis avec du temps et de bons soins elle se remit complètement.

Revenons à l'enfant. Il est monstrueux, je n'en ai jamais vu de semblable. On dirait un bel enfant de 2 mois. Les cheveux sont longs, abondants, on peut le peigner, lui faire sa raie. Les ongles très-longs, se recourbent sur l'extrémité antérieure des doigts qu'ils recouvrent complètement. Epuisé de fatigue, il me fut impossible de le peser. Le lendemain, diverses circonstances empêchèrent de le faire. Ce n'est que le 6ᵐᵒ jour, sur mes recommandations instantes, qu'on le pesa chez la nourrice. On trouva 14 livres, ce qui ne me parut nullement extraordinaire (Dʳ Cailletel, Gaz. obstétricale de Paris, n° 6, 1874.)

M. le professeur Pajot, dans son travail récent « sur les causes d'erreur dans le diagnostic de la grossesse », cite parmi les causes les plus fréquentes d'erreur, une fausse interprétation des troubles fonctionnels. Or, quoi pourrait donner lieu à cette fausse interprétation plus que cet écoulement sanguin anormal du 20 novembre? L'observation dit bien que Mᵐᵒ B... était autrefois vigoureuse et régulièrement réglée ; mais qui me prouve que, sous l'influence d'une cause quelconque ignorée de M. le Dʳ Cailletet, Mᵐᵉ B... ne soit devenue anémique? Nouvelle cause d'erreur pour préciser le début de la conception.

Il est à regretter que M. le Dʳ Cailletet, qui était appelé à diriger Mᵐᵒ B... pendant sa grossesse, n'ait pas tenu compte de l'apparition des mouvements actifs et des bruits du cœur du fœtus, signes de certitude qui, lorsqu'ils sont bien constatés, apparaissent vers 4 mois, et qui auraient servi à élucider d'une façon relativement exacte, cette question du début de la conception.

Dans un cas, comme celui qui vient d'être rapporté, les dimensions exactes du bassin auraient dû être prises, car elles peuvent devenir l'objet d'objections sérieuses.

En admettant que Mme B... ait été à la fin de sa grossesse le 10 août, terme le plus rapproché, si nous faisons dater le début de la conception de la dernière époque menstruelle, il y a lieu de se demander si l'accouchement aurait pu être retardé jusqu'au 1er octobre? Si la poche des eaux était intacte, je n'y vois aucun obstacle.

Le travail qui s'est déclaré à cette époque aurait été alors un travail vrai n'ayant pu aboutir à l'accouchement. L'idée de dystocie se présente alors forcément à l'esprit, mais où chercher l'obstacle afin de pouvoir y remédier.

Ce qui se passa dans la suite confirmerait l'idée d'obstacle à l'accouchement, car les différents commencements de travail qui se firent le 10 septembre et le 23 septembre peuvent être considérés comme autant d'efforts faits par la nature pour triompher de la difficulté qui s'imposait à elle.

On ne peut nullement attribuer à la prolongation de la grossesse le volume énorme de l'enfant, car il n'est pas du tout démontré que la grossesse ait été prolongée. Et puis, le poids de quatorze livres est-il bien exact? L'enfant n'a été pesé que le sixième jour. M. le Dr Cailletet n'était pas là, c'est la nourrice qui a été chargée de cette besogne. En vérité, l'enfant a-t-il été pesé avec ou sans les langes? Nous ne pouvons donc qu'ajouter une médiocre confiance à une pesée faite dans des conditions aussi peu favorables.

Cette observation, pas plus que les précédentes, ne mérite le titre de grossesse prolongée, car :

1) Le début de la conception n'est pas connu.

2) Il n'est pas prouvé que la gestation ait été au delà du terme normal.

3) Si la grossesse a été prolongée, rien ne démontre qu'il n'y ait du côté du bassin un vice de conformation.

4) Le poids de 14 livres du fœtus, s'il est exact, est un obstacle assez puissant pour retarder l'accouchement, et produire les phénomènes qui ont été observés chez Mme B...

5) Cet excès de volume ne saurait être mis sur le compte du retard de l'accouchement.

Obs. XXIV. — Vers la fin de février 1852, je fus appelé pour visiter Mistress S..., résidant route de Provanmell. C'est une femme d'une taille élevée, âgée de 28 ans environ, mariée depuis cinq ans, et mère d'un enfant. Teint jaune, peau brune, yeux noirs. Cette femme s'attendait à accoucher de jour en jour et était persuadée que sa délivrance ne pouvait tarder. Elle se plaignit d'une douleur aiguë à la partie inférieure de la région inguinale gauche, augmentant d'intensité sous l'influence des mouvements. Cette région était sensible au toucher, mais dépourvue de tout gonflement ; on ne remarquait rien dans l'aspect extérieur de l'abdomen. Anxiété générale, langue sèche et couverte d'un enduit blanchâtre. Pouls 104, peau chaude, constipation.

Après un traitement approprié, la malade se trouve soulagée les jours suivants et sort bientôt de l'hôpital. Je n'entendis plus parler d'elle jusqu'à la fin de mars, époque à laquelle je reçus avis qu'elle était en travail. Je la trouvai au lit, se plaignant de douleurs intermittentes, commençant au centre de l'abdomen, s'étendant au dos et jusqu'à la région hypogastrique. Elles duraient depuis trente heures et n'étaient pas fréquentes. La tumeur utérine était très-proéminente, présentant, de profil, une surface plane très-dure au palper ; cette dureté n'augmentait pas pendant les douleurs ; elle s'étendait jusqu'à l'épigastre, mais elle me parut un peu descendue depuis mon dernier examen. Le vagin était humide et froid. Anxiété. Pouls fréquent et un peu faible. Langue blanche. Le travail ne fit aucun progrès, et rien ne changea le jour suivant.

Persuadé que la femme s'était trompée dans le calcul de la durée de la grossesse, je lui fis subir l'interrogatoire suivant, et recueillis les renseignements que voici : Vers la fin d'avril, au commencement de mai 1851, quoique nourrissant son premier enfant, un garçon de douze mois, elle eut ses règles pour la première fois depuis son accouchement. Un mois après, elle sevra son enfant et ne revit plus ses règles.

Pendant la grossesse actuelle, elle n'avait rien remarqué de particulier jusqu'au milieu de février, époque à laquelle les mouvements de l'enfant cessèrent tout à fait ; de plus, la femme éprouva une sensation de froid et de poids dans l'abdomen, et les seins qui étaient auparavant développés et pleins, devinrent flasques et petits. Elle avait senti les mouvements du fœtus en octobre 1851.

La tumeur abdominale était très-proéminente et d'une forme ovoïde nettement définie, dure, quoique fluctuante ; quand elle était tranquille, elle se trouvait exactement sur la ligne médiane. De tous côtés, la percussion donnait un son mat. L'ascultation, répétée avec soin plusieurs jours, me fit découvrir le souffle placentaire et les battements du cœur fœtal. Par le vagin, on sentait l'utérus dur et élastique. On ne sentait pas la tête du fœtus à travers le segment antérieur de l'utérus. Miction facile et constipation. Défécation difficile et douloureuse. Seins flasques, privés de lait. Auréole brune très-marquée et parsemée de larges papilles. Les douleurs abdominales avaient été violentes et fréquentes pendant la nuit ; elles continuèrent le jour sans effet sur la dilatation du col de l'utérus ; mais la partie inférieure cet organe descendit sous leur influence dans la cavité pelvienne. Vers le soir, des calmants furent administrés, qui eurent pour résultat de procurer un peu de sommeil pendant la nuit. Le matin, les douleurs recommencèrent de nouveau, et, comme l'irritation gastrique s'était beaucoup calmée, que les forces de la malade étaient revenues, je résolus de lui donner de petites doses de tartre stibié dans la but de produire un relâchement des parties génitales. Ce médicament produisit une détente générale sans effet sur le col. Pendant la nuit suivante, peu de changement.

Le soir du jour suivant, le quatrième de son attente, la malade était tellement épuisée, que je dus de nouveau avoir recours aux remèdes anodins. L'état général s'améliora, les douleurs, d'abord énergiques, devinrent de plus en plus faibles ; je résolus d'attendre une nouvelle reprise du travail. Depuis cette époque jusqu'à la fin d'avril, l'état d'irritation locale et générale se calma ; mais, dans la dernière partie de ce mois, les douleurs devinrent de nouveau plus actives et s'accompagnèrent d'une sensibilité plus vive à la pression. L'utérus descendit davantage dans l'excavation pelvienne, mais l'examen de son col me convainquit que celui-ci possédait jusque alors une égale, sinon une plus grande somme de dureté et de résistance. L'orifice externe était ouvert et permettait l'introduction du doigt dans la cavité cervicale jusqu'a un tiers de pouce. Une sonde de femme fut introduite dans la cavité utérine sans rompre les membranes ; cette petite opération détermina l'écoulement de quelques gouttes de sang. Je me déterminai à favoriser la dilatation du col avec la tente-éponge ; dans ce but, j'en introduisis une très-courte à une petite profondeur, le jour suivant. Environ six heures après son application, il y avait un écoulement subit de douze onces de sang ; le toucher me fit constater l'existence d'une masse aplatie, mais bosselée, avec des nodosités d'une densité demi-cartilagineuse, adhérente à la lèvre antérieure du col utérin. Je craignis qu'il ne s'agît d'un placenta devenu très-dense par le fait de quelque production morbide développée dans son tissu. Le vagin fut tamponné, des compresses froides appliquées sur la vulve. L'écoulement du sang cessa bientôt. Mais les douleurs continuèrent à se manifester énergiquement pendant deux jours, sans produire la dilatation de l'orifice.

Je fis appeler le Dr James Paterson, professeur de gynécologie à l'Université d'Anderson. Cet illustre médecin fut d'avis que la petite masse qui partait de la lèvre antérieure était une production étrangère naissant du col et non du placenta malade. La patiente qui était d'un teint pâle et d'une grande faiblesse générale, se trouvait probablement atteinte d'une affection maligne. Le fœtus était évidemment mort. Nous convînmes d'attendre jusqu'à ce qu'un danger immédiat se manifestât, et je me contentai de soutenir les forces de la malade avec des aliments réparateurs et des remèdes anodins appropriés.

Une semaine après, un examen attentif me convainquit que le col de l'utérus n'était pas complètement oblitéré, qu'il existait à la partie inférieure une portion de la cavité cervicale dans laquelle le doigt pouvait pénétrer ; ce que j'avais pris pour un placenta malade, n'était autre chose que la lèvre antérieure de l'orifice interne, épaissie, indurée, bosselée, avec un dépôt interstitiel de tissu morbide. Il n'y avait pas d'écoulement vaginal fétide, et je ne sentis rien de semblable à une surface ulcérée. Pas d'examen au spéculum.

La malade maigrissait et perdait ses forces. Elle avait fréquemment une grande sensibilité de la région épigastrique et des autres régions de l'abdomen, qui était généralement calmée par des sinapismes et des préparations térébenthinées. A cette époque, l'action utérine persistait dans une grande mesure. Pendant les six derniers mois, elle croissait à intervalles régulières, mais n'atteignait plus la force qu'elle avait possédée antérieurement. Les douleurs se montraient chaque jour, devenaient plus violentes vers le soir, et forçaient souvent la malade à prendre, pour se reposer, de la morphine et de la conicène. Elles changèrent graduellement de caractère. Des douleurs lanci-nantes partaient de l'hypogastre pour s'irradier vers le sacrum ; d'autres suivaient le trajet des nerfs crural et sciatique. Deux mois avant la terminaison, la malade se plaignait d'une sensation persistante de chaleur, de douleur, ayant son siége dans les reins, et qui rendait impossible la station verticale prolongée.

La tumeur utérine s'était éloignée graduellement de la région épigastrique, en devenant plus dure, moins volumineuse et moins fluctuante. La résistance devint inégale, les membres du fœtus plus facilement perceptibles à travers les parois utérines. La matrice continua à descendre lentement dans la cavité pelvienne, jusqu'à ce que le col fût à une distance d'un pouce du périnée. Un peu de difficulté dans la miction. Défécation longue et douloureuse. Les seins qui avaient été flasques et privés de lait, devinrent, dans le mois de juin, plus développés, et la secrétion du lait fut si abondante, que le linge de la femme fut mouillé par le liquide.

Le 3 novembre, je recevais une lettre qui me mandait de nouveau près de la malade. Comme j'étais indisposé, mon ami, le Dr Gill, me remplaça et constata les symptômes d'une péritonite subaiguë ; douleur vive dans la partie supérieure de l'abdomen, soif et envie de vomir, constipation, fréquence du pouls, peau chaude et sèche. Ces symptômes furent dissipés par les sangsues, les cataplasmes térébenthinés et les frictions mercurielles. Mais ils se manifestèrent de nouveau le 17 de ce même mois, et déterminèrent la mort. Pendant l'attaque de péritonité, le Dr Paterson avait vu la malade avec le Dr Gill et constaté que la sonde ne pouvait être introduite à plus d'un pouce et demi du col. Considérant l'état de la femme comme désespéré, il jugea toute intervention inutile.

A l'autopsie, dont je ne rapporte que les parties essentielles, on constata ce qui suit : Inflammation de la totalité du péritoine, surtout marquée du niveau du fond de l'utérus. L'enfant, embrassé par les parois utérines, présentait tous les caractères de l'enfant à terme...

... L'orifice utérin admettait à peine une plume d'oie et se trouvait rempli par une matière épaisse et molle qui empêchait l'écoulement du fluide de la cavité. La circonférence de cet orifice interne consistant dans un anneau complètement fermé et résistant, aussi dur, qu'un cartilage, plus épais dans sa moitié antérieure que dans sa moitié postérieure. Le même tissu morbide envahissait la portion inférieure du corps de l'utérus, diminuant d'épaisseur à mesure qu'il atteignait les régions les plus élevées. Dans les portions voisines du col, les fibres musculaires étaient tellement atrophiées, qu'elles étaient difficilement appréciables. Dans la partie moyenne et au fond de l'utérus, elles étaient plus évidentes. Sous l'influence de la pression, un segment de tissu dense laisse échapper un fluide opalescent dans lequel on reconnaît au microscope une quantité de matière granuleuse et quelques cellules nuclées et granuleuses. (*Glascow medical journal*, p. 129, et Chantreuil, Du cancer de l'utérus, p. 86, 1872.)

Cette observation intéressante montre clairement quel retard dans l'accouchement peuvent amener ces tumeurs que j'ai signalées, comme cause d'erreur. J'ai fort peu de chose à y ajouter. Le diagnostic porté par M. le professeur James Paterson, qui fut vérifié par l'autopsie m'empêche, par conséquent de regarder cette grossesse comme une grossesse prolongée.

On peut peut-être se demander comment le fœtus a pu séjourner aussi longtemps dans l'utérus, sans produire les accidents les plus variables avant d'être expulsé? Ce qui a permis à l'utérus une si grande tolérance, c'est que, la poche des eaux étant intacte, la putréfaction du fœtus, avec ses complications, devenait impossible.

Obs. XYV. (Recueillie à l'Hôpital des Cliniques dans le service de M. le Professeur Depaul par M. Schmit.)

La femme couchée au nº 20 de la salle d'accouchements, est une femme blonde chataine, d'une taille moyenne, d'un tempérament lymphatico-sanguin, ayent toujours joui d'une bonne santé antérieurement. Elle nous dit qu'elle a marché à deux ans, qu'elle fut réglée pour la première fois à 11 ans, et depuis régulièrement trois et quatre jours par mois; elle a eu 5 enfants à terme et 3 fausses-couches. Durant tout le cours de ses grossesses antérieures, elle n'éprouva aucun des phénomènes sympathiques propres à l'état de gestation. Ses accouchements furent tous naturels et faciles; deux de ses enfants vivent, les autres sont morts à des âges différents. Quant à ses fausses couches, elle ne sait comment les expliquer.

Depuis deux ans, c'est-à-dire depuis le mois de mai 1873, époque à laquelle elle fit sa dernière fausse-couche, elle a des pertes de sang continuelles qui deviennent plus abondantes au moment où elle doit avoir ses règles. Il y a trois mois environ seulement qu'elle souffre des reins, et parfois de coliques violentes dans le bas-ventre; elle éprouve en même temps dans tous les membres un sentiment de profonde lassitude. Depuis qu'elle perd en rouge, ses forces ont diminué, ses couleurs ont pâli, et ses muscles, autrefois bien musclés ont perdu de leur grosseur.

L'appétit fut toujours bon, les digestions régulières, le sommeil satisfaisant. Jamais de mouvement fébrile.

La malade nous raconte en outre que sa mère est morte à 52 ans, après huit mois de maladie, elle était toute jaune et très-maigre. Elle avait la jaunisse, selon sa fille, qui ne peut affirmer si en même temps elle a eu des pertes rouges. Quant à son père, comme le dit parfaitement la parturiente, il est mort d'un cancroïde de la lèvre inférieure.

Aujourd'hui 30 juin, la malade se présente à nous dans l'état suivant : facies assez coloré, les joues ont encore conservé un certain degré d'épaisseur, le reste du corps n'offre pas plus que la face de teinte cachectique, les membres ne sont pas considérablement amaigris.

La malade ne peut nous préciser la dernière époque de ses règles, à cause des pertes continuelles qu'elle éprouve, mais elle se croit déjà plus qu'à terme, elle a senti parfaitement les mouvements de son enfant au mois de février, mais elle ne saurait donner la date exacte de ses premières sensations.

Si l'on examine l'abdomen, on le trouve sensible à la pression; l'utérus est large, volumineux surtout dans le sens transversal et s'élève presque au niveau de l'épigastre. La tête du fœtus se trouve dans la fosse iliaque gauche, le tronc en avant et à gauche, l'extrémité pelvienne dans le flanc droit. Les battements de cœur du fœtus s'étendent à gauche un peu au-dessous de l'ombilic. Au toucher, on sent le vagin ramolli à peu près complètement. Si le doigt pénètre plus avant, il rencontre le col long ne 1 centim. et demi à 2 cent. dans tout son pourtour et assez volumineux. La lèvre antérieure est déformée, elle est remplacée par une série de petites nodosités saillantes et indurées, parfaitement séparées les unes des autres par de petites échancrures. La lèvre postérieure, dans sa moitié droite, présente les mêmes saillies ; dans sa moitié gauche, elle semble encore intacle. Rien dans les culs-de-sac du vagin, qui est libre aussi dans toute son étendue.

La malade perd peu de sang maintenant, ce sont surtout des pertes blanches qui la tourmentent. Elle se plaint en outre de douleurs irrégulières dans les flancs, se continuant jusqu'aux lombes et dans les membres inférieurs.

5 juillet. Même état de la malade.

Le 10. Nouvelles pertes sanguines assez abondantes. La malade se lève cependant une partie de la journée et se promène dans les jardins de l'hôpital.

Appétit toujours assez bon. Sommeil inquiet. Douleurs dans le bas-ventre et dans les hypochondres. La malade se plaint d'avoir eu froid sur la vessie, qui lui fait beaucoup de mal. Dysurie.

Le 11. La malade a repris plus de calme, l'ecoulement sanguin s'est arrêté, les pertes blanches continuent. Diminution des douleurs accusées la veille.

Les 12 et 13. Même état. Réapparition des douleurs à certains moments.

Le 15. Coliques violentes pendant toute la nuit. Douleurs comparables à celles de l'accouchement. Pertes blanches et rouges. Au toucher le col est court et l'orifice externe ouvert. A son pourtour, on sent toujours les nodosités qui existaient auparavant. La tête semble engagée au détroit supérieur depuis un certain temps déjà; le doigt la rencontre facilement en explorant le col. Battements du cœur toujours à gauche.

Le 16. Les battements du cœur s'entendent à droite. Mêmes coliques pendant la nuit.

Le 19. Au toucher l'on sent, comme auparavant, les deux lèvres du col prises d'induration et parsemées de nodosités; la partie latérale gauche de la lèvre postérieure (celle que tout d'abord on avait reconnue saine), est seule ramollie. L'orifice externe participe aussi à l'altération, et si l'on y introduit le doigt, on sent que l'orifice interne ainsi que le segment inférieur de l'utérus ont subi la même altération.

Toutes les nuits, cette femme continue à avoir des douleurs expulsives.

En auscultant l'abdomen, on ne perçoit plus les battements du cœur; on n'entend plus que le souffle utérin. L'enfant a succombé et a changé de position; la tête se trouve en effet dans la fosse iliaque droite. Depuis samedi, 17 juillet, la mère ne sent plus remuer.

Le 21. La parturiente dit être plus à son aise, les douleurs pendant la nuit sont moins vives. Miction plus facile et moins douloureuse.

Le 22. Pertes rouges. Plus de douleurs expulsives. La malade est allée à la selle sans lavement ; elle urine facilement aussi. Elle accuse cependant une courbature générale; le malaise qu'elle éprouvait dans le bas ventre, ainsi que les crampes qu'elle ressentait continuellement dans les membres, ont disparu. Sommeil bon.

Le 23. Les pertes rouges continuent. Coliques violentes. Maux de reins continuels. Le palper abdominal est sensible. L'appétit et le sommeil sont néanmoins satisfaisants.

Le 24. La journée fut bonne, mais toute la nuit la malade eut des coliques. Pertes blanches épaisses, d'une odeur fétide. L'appétit diminue.

Le 26 matin. Les coliques continuent toujours avec crampes d'estomac et douleurs dans les cuisses. Insomnie complète la nuit. Pertes blanches considérables. Appétit faible. L'état général devient moins satisfaisant.

Le 27. Coliques moins violentes. Ventre très-sensible à la pression. Pertes moins abondantes. La malade s'ennuie beaucoup de sa triste situation et réclame instamment une intervention quelconque.

Le 29. Pertes rouges abondantes.

Les 30 et 31. Insomnie complète. Pertes considérables, très-fétides, se renouvelant au moindre mouvement. Douleurs expulsives depuis huit heures du soir jusqu'à quatre heures du matin. Elancements et picotements douloureux au-dessus des pubis, s'irradiant dans les membres inférieurs. Maux de reins. La malade marche très-difficilement.

Au toucher, on sent que les membranes doivent être rompues, car l'on arrive directement sur les parties fœtales ; c'est ce qui expliquerait l'abondance des pertes qu'a subies la malade toute cette nuit. Il semble qu'il se soit fait un commencement de travail ; car l'on peut délimiter avec le doigt une ouverture de la grandeur d'une pièce de 1 franc, formée par un anneau très-résistant.

Les seins sont flasques et mous. Ils ont commencé à perdre de leur grosseur et de leur consistance dès que les battements du fœtus ont cessé. Aujourd'hui, en comprimant le mamelon, on peut encore en faire sortir quelques gouttes d'un liquide blanchâtre.

La peau est chaude, la malade a eu des frissons ; le pouls est fréquent, 110 pulsations. Nausées et vomissements bilieux pendant toute la journée. Langue blanche. Bouche empâtée. Inappétence complète. La malade ne va à la selle que par lavements.

Le 1er août. Nuit meilleure que la précédente. Les douleurs ont disparu. La face de la malade est rouge et animée ; elle semble très-inquiète de son état. Plus de frisson ou de vomissements. Langue blanche. Pouls 120. Temp. axil. 38°,4 le matin, et le soir 38°,5.

L'utérus a beaucoup augmenté de volume ; il est tendu et dur ; il donne à la percussion un son tympanitique.

La malade a toujours des pertes considérables qui sont tantôt liquides (eaux de l'amnios) tantôt épaisses, très-chargées et colorées. L'état général est moins favorable.

Le 2. La malade n'a pas fermé l'œil. Elle a eu toute la nuit des douleurs d'enfantement. Aujourd'hui l'utérus a considérablement augmenté de volume ; il s'élève jusqu'à l'épigastre. Il a conservé sa dureté et sa résistance. On ne peut plus sentir aucune partie fœtale ; la pression est très-douloureuse surtout dans la région sus-pubienne. La percussion donne un son tout à fait tympanitique.

Au toucher, le col présente une ouverture d'un diamètre égal à celui d'une pièce de 5 francs ; la partie fœtale commence à s'engager ; on ne peut dire quelle est la partie qui va s'engager ; mais à coup sûr ce n'est pas la tête. Est-ce une hanche ou une épaule ?

Inappétence complète. Renvois et nausées fréquents. La malade a eu dans la journée d'hier trois vomissements bilieux. Ce matin, la peau est fraîche ; le pouls moins fréquent que la veille. Le matin, la température est de 37°,8, le soir de 39°,4.

Le 3. Insomnie totale cette nuit. Gargouillement et coliques violentes. L'utérus a toujours le même volume. La palpation y est beaucoup plus douloureuse que la veille. La percussion donne toujours le même son tympanitique.

Le facies de la malade est un peu altéré, et les traits légèrement tirés ; la langue est blanche. Nausées et renvois. La malade a vomi quatre fois de la bile dans la journée d'hier et a eu quelques selles diarrhéiques.

Ce matin, la peau est morte ; dans la nuit, la malade a éprouvé un frisson violent qui a duré 20 minutes, et après lequel elle a beaucoup sué. La température est 38°6 et le pouls 100. Le moindre mouvement arrache à la patiente des cris de douleur qu'elle rapporte à son ventre.

Au toucher, le col est un peu plus dilaté que la veille ; l'épaule droite se présente ; avec procidence du bras hors de la vulve.

A 9 heures 1\|2 du matin. M. Depaul, après avoir examiné la malade croit le [moment venu d'intervenir. A 10 heures, on couche la femme en travers sur un lit de travail; deux aides soutiennent les cuisses ; on ne croit pas utile d'employer le chloroforme,

M. Depaul commence per désarticuler avec de gros ciseaux le bras qui fait saillie dans le vagin; puis au moyen d'un lacs il l'extrait de ce canal. Les tractions qui furent exercées sur le bras, firent exécuter au fœtus un mouvement de rotation dans le sens de son axe, et l'on put alors saisir l'autre bras. M. Depaul fit en partie sa désarticulation, et essaya ensuite de couper la colonne vertébrale. Voyant que, malgré ces sections, il ne pouvait réussir à extraire le fœtus, l'opérateur eut alors recours à la version forcée. Les pieds furent extraits ; le tronc sortit ensuite, accompagné de la tète que le ramollissement et la macération avaient complètement déformée et diminuée de volume.

En même temps, qu'on opérait toutes ces manœuvres, il s'échapde la cavité utérine des gaz d'une odeur infecte qui rendaient l'approche de la malade, sinon impossible, du moins très-désagréable pour l'opérateur.

Un quart d'heure après la sortie du fœtus, on essaya de faire la délivrance, mais ce fut en vain ; plusieurs tentatives du même genre furent ensuite faites dans l'après-midi; mais toutes furent infructueuses. A 5 heures du soir, M. le Dr Pinard, chef de la clinique d'accouchements pratiqua la délivrance artificielle. Il introduisit avec assez de facilité la main complète dans l'utérus, et il retira le placenta avec une partie des membranes : en même temps il s'échappait de la cavité utérine une foule de gaz fétides. Cette délivrance avait été surtout rendue difficile, parce qu'on trouvait flottant dans le vagin une partie de la masse indurée qu'on pouvait parfaitement confondre avec le placenta.

6 h. soir. Le facies de la malade est meilleur que ce matin ; la peau est chaude, la température axillaire est de 39°5. Le pouls est très-fréquent 130.

Langue blanche et humide. Dans la journée, la malade a eu des renvois et du pyrosis, sans nausées ni vomissements ; elle a pris aujourd'hui du bouillon et du Bordeaux.

L'utérus est encore volumineux, il s'élève au-dessus de l'ombilic ; les parois abdominales sont souples, la pression y est comme auparavant douloureuse. A la percussion on perçoit toujours un son sonore. Une selle diarrhéique très-fétide. — Traitement : vin de Bordeaux.

Injection vaginale avec permanganate de potasse. Catap. laud. sur le ventre.

. Le 4. La malade a un peu dormi cette nuit, mais son sommeil était agité ; elle a eu des rêvasseries et de la fièvre. Miction facile. Selles diarrhéiques sentant très-mauvais.

Ce matin, peau chaude ; le facies est bon. Temp. 38°6. Les nausées et les vomissements ont disparu, le pouls est toujours fréquent, 116. Plus de frisson. Soif vive. — Traitement : le même, plus potion de Todd.

L'utérus est toujours large et volumineux ; il s'élève encore beaucoup au-dessus de l'ombilic. Les parois sont assez souples ; la palpation détermine toujours de la douleur, et si l'on percute, le même son tympanitique existe.

La malade laisse échapper, par l'anus et les voies génitales, une masse de gaz fétide ; en même temps elle a des pertes rouges abondantes d'une odeur repoussante.

Soir. Face vultueuse, peau chaude. pouls dur et vibrant, il bat cent trente fois à la minute. Temps, 39°7.

˙ Mais ce qui frappe surtout, c'est un certain degré d'oppression de la malade lorsqu'elle parle.

Selles diarrhéiques, mêlées de gaz. La malade urine facilement, mais elle se plaint que quelquefois son lit est mouillé, et qu'elle doit uriner sans le savoir.

Du côté de l'utérus, rien de nouveau. Même volume, même douleur à la pression.

Le 5. Nuit bonne, elle aurait été encore meilleure, dit la malade, si elle n'avait pas été oppressée.

La peau est moite ce matin, car elle a sué toute la nuit. Le thermomètre placé dans l'aisselle marque 38°9, le pouls est à 120.

Langue blanche. Diminution des renvois. 2 selles diarrhéiques très-fétides dans la nuit.

Utérus toujours gros et distendu. Sensibilité moindre à la pression. Douleurs s'irradiant dans les lombes et les membres inférieurs.

6 heures soir. Le faciès de la malade paraît fatigué, la peau est brûlante, le thermomètre marque 39°7, le pouls est de 130.

La malade a une dyspnée considérable ; l'inspiration et l'expiration sont sifflantes, la voix est presque éteinte, elle a des quintes de toux assez fortes. A l'auscultation, on trouve dans toute l'étendue de la poitrine une respiration rude et bruyante.

Langue sale. Toujours des renvois.

Du côté de l'utérus il ne s'est fait aucun changement. L'état général devient de moins en moins satisfaisant.

Le 6. Nuit assez bonne ; la malade a sué toute cette nuit. Ce matin, la peau est moite, et la respiration moins anxieuse et moins difficile. Pouls, 120. Temps, 35°4.

Langue blanche. La malade a eu une selle noirâtre, mêlée de gaz, et très-fétide.

L'utérus semble avoir un peu diminué de volume, il est moins sensible à la pression.

Soir. La malade est assise dans son lit, elle a de l'orthopnée. La parole est difficile. Peau chaude, pouls fréquent (128 puls.). La température est de 40°3. La malade a sué toute la journée. Bouche empâtée. Langue sale.

Utérus dans le même état. Douleurs dans les hypochondres. Les parties génitales externes sont fortement œdématiées, il s'en échappe des matières liquides noirâtres très-fétides.

Même traitement.

Le 7. La malade a un peu dormi, mais elle a eu un frisson qui a duré 10 minutes. La peau, ce matin, est encore couverte de sueur ; le pouls est petit (124 puls.), la température donne 38°5. La respiration semble moins difficile.

Langue sale. Bouche mauvaise. Dysurie. État général de moins en moins bon.

Soir. La malade a des sueurs profuses, elle est assise dans son lit, et a de nouveau de l'orthopnée ; la voix est bien enrouée, et la malade a une certaine difficulté de parler. Pouls, 110. Température, 37°8.

Le 8. Sommeil très-léger cette nuit. Ce matin, la peau est assez chaude. Température, 39°5. Le pouls est fréquent, 120. La voix est très-affaiblie, et la dyspnée considérable. L'œdème des parties génitales a beaucoup diminué. L'utérus conserve à peu près son volume et sa sonorité.

Une selle normale dans la nuit.

Même traitement.

Le 9. Ce matin, nous trouvons la malade dans l'orthopnée. La voix est presque éteinte. Peau moite, car elle a sué toute la nuit. La température est cependant élevée, 39°5. Le pouls est fréquent, 116. Langue sale. Selles et urines involontaires.

L'utérus devient moins douloureux à la pression, et l'état général de moins en moins satisfaisant.

Le 10. Peu de sommeil cette nuit. Ce matin, la malade est encore dans l'orthopnée. La voix s'affaiblit toujours. Peau moite, typanisme utérin toujours le même. Température, 39°9. Pouls, 126.

Soir. La malade a toujours de l'orthopnée. La respiration offre le type costal supérieur, la diaphragme est immobile. Quand la malade respire, on entend à distance des râles ronflants.

Sa peau est brûlante ; et des sueurs profondes couvrent continuellement la malade. Eruption de sudamina sur les parois abdominales. La tempér. est de 41°3 ; on compte 42 respiratures par minute. Le pouls très-petit et très-fréquent, 130 puls.

Selles et urines involontaires.

Le 11. Insomnie complète. Peau brûlante. Temp. 41°2. Pouls presque incalculable 150 puls. Dyspnée considérable. Râles trachéaux à distance. On compte 51 respirations à la minute.

Lorsque la malade parle, on a beaucoup de mal à la comprendre. Selles et urines involontaires. Tout annonce une fin prochaine. 11 heures matin, la malade expire.

L'autopsie vint prouver que, ainsi qu'on l'avait prévu, le col de l'utérus dans son entier, ainsi que le segment inférieur étaient envahis par la même affection cancéreuse.

L'examen de l'enfant montra également qu'il était à terme et hydrocéphale.

J'ai publié cette observation dans tous ses détails, dans les *Archives de Tocologie* (février 1876).

Ce fait curieux se rapproche beaucoup, comme on a pu le voir, de celui observé par M. le Dr Menzies. Je ne lui donnerai pas plus qu'à ce dernier le nom de grossesse prolongée : car il ne présente nullement les caractères que j'ai assignés à ce genre de grossesse. Je ne m'arrêterai donc pas à l'analyse de mon observation ; et en terminant, je ferai remarquer seulement, qu'au terme de la grossesse, le fœtus, comme nous l'avions déjà observé dans le fait précédent, a succombé.

Cette particularité, ce me semble, mérite d'attirer l'attention.

CONCLUSIONS.

Nous voici arrivé à la fin de la tâche que nous nous étions imposée. Pressé par le temps, nous avons sans doute laissé échapper bien des points dont la critique aurait pu tirer parti pour établir certainement mieux encore les conclusions que nous allons poser.

De toutes les observations que nous avons rapportées et que nous avons soumises au criterium que nous avons eu soin de formuler auparavant, aucune n'a présenté les caractères nécessaires et indispensables qui servent à définir et à constituer la grossesse prolongée.

Nous nous croyons donc en droit de dire, contrairement aux conclusions de M. le professeur Feltz :

1° Les grossesses prolongées n'existent pas.

2° Les observations que l'on a rapportées comme telles ne relatent que des faits, dans lesquels il y a eu des erreurs dans la date de la conception, et où l'accouchement, lorsqu'il a eu lieu au-delà du terme normal de la grossesse, a été retardé par une cause de dystocie variable, résidant soit dans le bassin, soit dans la marche du travail, soit dans l'excès de développement ou dans la position du fœtus.

3° L'excès de développement du fœtus, qu'on observe quelquefois au terme de la grossesse, ainsi que le prouvent les faits que nous avons rapportés, ne peut donc nullement être attribué à une prolongation de la gestation : il *en est la cause*, et *non l'effet*.

Des conclusions précédentes, découle par le fait une application médico-légale que nous ne pouvons passer sous silence :

4° Le terme de 300 jours, fixé par l'article 315 de la loi

pour la legitimité d'un enfant, dépasse par conséquent la durée la plus longue des grossesses ordinaires.

Si l'on veut donner à ces accouchements retardés le nom de grossesse prolongée, il est indispensable de faire une distinction entre ces deux genres de grossesse prolongée.

1° Nous appellerons alors les premières, *grossesses prolongées essentielles*, et nous dirons que leur existence doit être complétement révoquée en doute.

2° Quant aux secondes, nous leur donnerons le nom de *grossesses prolongées symptomatiques* ; c'est-à-dire de grossesses dans lesquelles l'accouchement est retardé pour une des causes de dystocie variables que nous avons indiquées précédemment.

Dans quelques-unes des observations que nous venons de relater, notamment dans celle du Dr Menzies et dans celle qui nous est personnelle, nous avons fait remarquer que le fœtus avait succombé au moment où l'on croyait la femme à terme. N'y aurait-il pas lieu par conséquent de se demander si réellement le fœtus peut vivre dans l'utérus au-delà du terme normal, et si, en même temps, son organisation au-delà de ce terme, est encore compatible avec la vie intra-utérine ?

Nous comptions résoudre en même temps cette question avant de terminer notre modeste travail ; mais nous avons pensé que son étude méritait assurément des recherches plus sérieuses que celles que nous aurions pu lui consacrer ici ; aussi nous nous proposons dans les loisirs que pourra nous laisser la carrière que nous avons embrassée, de combler la tâche que nous avons le regret de laisser aujourd'hui inachevée.

Paris. A. PARENT, imprimeur de la Faculté de Médecine, rue M^r-le-Prince, 31

www.ingramcontent.com/pod-product-compliance
Ingram Content Group UK Ltd.
Pitfield, Milton Keynes, MK11 3LW, UK
UKHW021215230726
13926UKWH00003B/1027